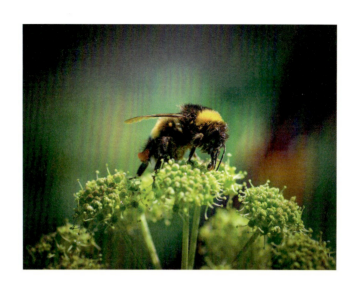

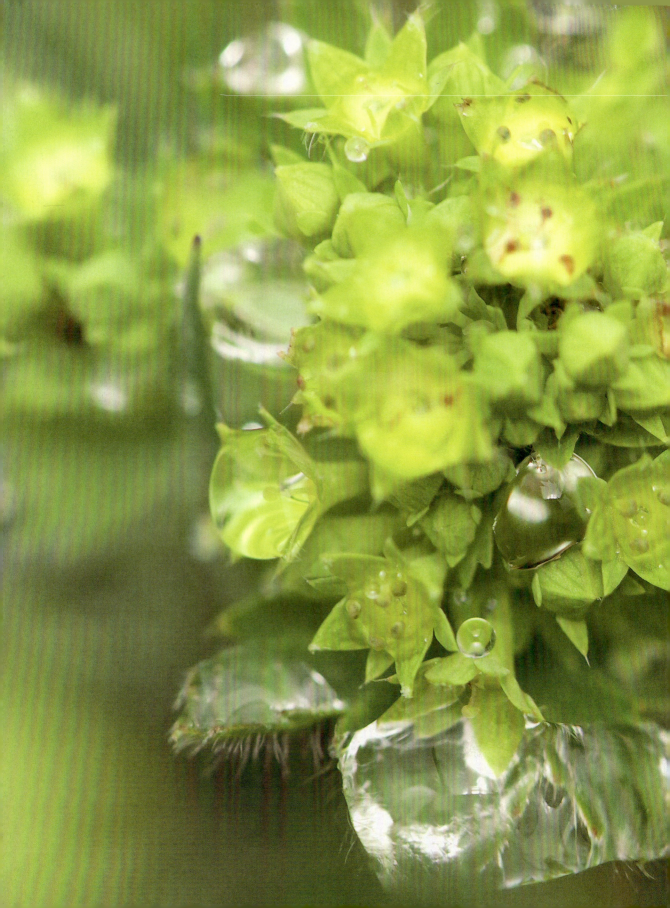

frauenkräuter

Der ganzheitliche Weg zum Heilsein

Rezepte und Wissen aus der Natur

DR. MED. ANJA
MARIA ENGELSING

Inhalt

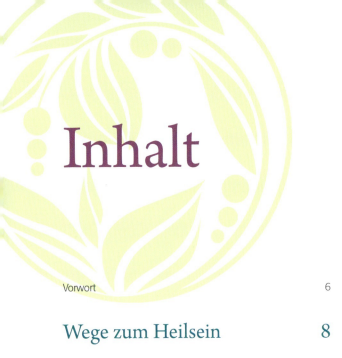

Vorwort 6

Wege zum Heilsein 8

Die Natur der Frau 10
Im »Land der unbegrenzten Möglichkeiten« 11 * Die Kraft der Verwandlung 12 * Ganzheitliche Frauenheilkunde 13 * Pflanzen-Medizin von und für Frauen 15

Wie Pflanzen wirken 16
Die Heilwirkung der Pflanzen verstehen 17 * Pflanzenwirkstoffe 18 * Frauenmantel 21 * Schafgarbe 22 * Beifuß 23

1 × 1 der Heilkräuteranwendung 24
Selbst sammeln oder kaufen? 24 * Richtig trocknen 25 * Darreichungsformen 25 * Heilpflanzen richtig anwenden 29 * **Heilpflanzen in der Schwangerschaft 30**

Erblühende Weiblichkeit 32

Was jungen Mädchen guttut 34
Verständnis und Raum 35 * Sexualität und Verhütung 36 * **»Natürlich nehme ich die Pille!« 37**

Intimhygiene 38
Weißfluss und Ausfluss 39 * Pflege bei Intimrasur 41

Pickel, Akne & Co. 42
Spätakne 44 * Bad Hair Days 45

Zellulite & Co. 46
Heißhunger gesund stillen 47 * Frauenhaut ist eine besondere Haut 47

Menstruationsschmerzen & Co. 50
Periodenschmerzen 51 * Kopfschmerzen & Co. lindern und vorbeugen 56

Unregelmäßige Periode 58
Die Periode natürlich unterstützen 59 * Zu starke Blutungen 60

Frauen-Blütezeit 62

Was mir jetzt guttut 64
Jetzt ist meine Zeit 65 * **Verhütung – Zu allen Zeiten das für mich Beste 68** * Unseren eigenen Weg finden 70 * Fit? – Na klar! 71 * Die Seele baumeln lassen 73 * Gesund essen 75

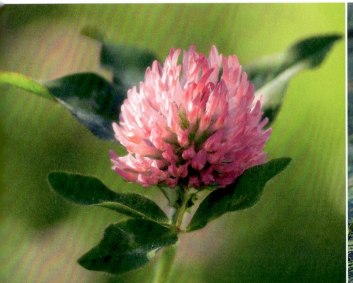
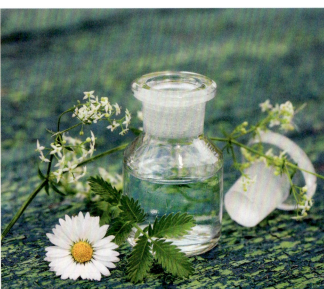

Zu starke oder zu häufige Periode 76
Hormonbalance zur Linderung 77

Eisenmangel 80
Eisen-Superfood 80 * Hilfe aus der Natur 82

Prämenstruelle Beschwerden 84
Vergrößerte Brüste in den Tagen vor den Tagen 86 * Wenn die Verdauung spinnt 88 * Wassereinlagerungen und Gewichtszunahme 91 * Stimmungsschwankungen, Traurigkeit, Reizbarkeit und Wut 92 * Frieren & Schwitzen 94

Myome, Zysten, Endometriose 95
Myome 95 * Endometriose 96 * Wucherungen als Sprachrohr der Seele verstehen 97 * Durch Bewegung die Durchblutung anregen 98

Vaginalinfekte 101
Vorbeugung und Erste Hilfe 102 * Pilze oder Bakterien? – Selbst die richtige Diagnose stellen 103 * Natürliche Selbsthilfe 103

Fruchtbarkeit 108
Das neue Leben einladen 109 * Sanfte Hilfe nach dem Absetzen der Pille 113

Blasengesundheit 114
Selbsthilfe bei einfachen Blasenentzündungen 116 * Essen Sie sich gesund 121

Wandlungszeit – Erntezeit 122

Was mir jetzt guttut 124
Zeit der Verwandlung 125 * »Vorübergehend nicht erreichbar« 127 * **Fit nach dem Wechsel 128**

Beschwerden vor dem Wechsel 130
Hilfe bei Östrogendominanz 131

Außer Kontrolle: Hitzewallungen & Co. 134
Better-Aging-Küche – Phytoöstrogene aus der Nahrung 135 * Neue Balance finden 136 * Natürliches gegen die lästige Hitze 138

Seele im Wandel – Stimmungsschwankungen & Co. 140
Frauenkräuter für die Seele 141 * Frauenkräuter für wohligen Schlaf 143 * **Naturidentische Hormonersatztherapie 145**

Knochengesundheit 146
Pflanzenöstrogene zur Anregung des Knochenaufbaus 146

Sexualität ganz neu entdecken 149
Körperlust 149 * Neue Lust – Herzenslust 150

Beschwerden von A bis Z 154
Danksagung 156
Stichwortverzeichnis 157
Adressen & Literatur 158
Über die Autorin 159

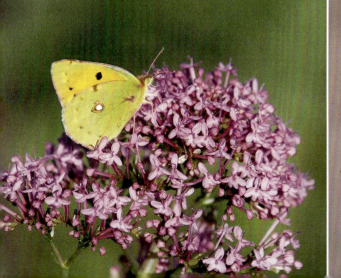
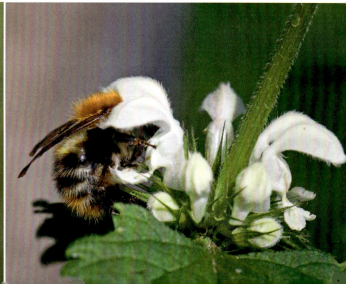

Ganzheit und Fülle erfahren

Die Geschichte, warum ich Gynäkologin geworden bin, erzählt vielleicht am schönsten von meinem Herzensanliegen, aus dem heraus ich dieses Buch geschrieben habe.

Eigentlich wollte ich nach dem Medizinstudium journalistisch arbeiten. Mit Sprache zu gestalten war mir immer eine große Freude und ich liebte es, Inhalte anschaulich und lebhaft darzustellen. Das letzte Jahr des Studiums verbringen angehende Mediziner traditionell im Krankenhaus arbeitend, ehe dann ein letztes Staatsexamen uns zum Arztsein qualifiziert und wir unsere Spezialisierungen in folgenden Facharztausbildungen erwerben. Einen Teil dieses Krankenhausjahres durfte ich in Andalusien verbringen, in Cádiz, einer uralten Stadt, die sich wie eine lang gestreckte Insel ins Meer zieht. In Südspanien tickten damals die Uhren noch anders, die Geschlechterrollen waren sehr traditionell verteilt, was ich faszinierend wie fremdartig fand, und eine Vielzahl von Geburten war für die meisten Frauen normal.

Weil ich mir mein Spanisch selbst beigebracht hatte, entschied ich mich zu einer Mitarbeit in der Abteilung für Frauenheilkunde und Geburtshilfe. Ich dachte mir, dass ich dort gut zuschauen und mithelfen könnte, ohne auf meine unzulänglichen Sprachkenntnisse angewiesen zu sein. Natürlich kam wie immer alles anders: Ich sprach binnen Kürze, notgedrungen, weil damals niemand in Spanien Englisch oder Deutsch konnte, fließend, und die Monate, die als »Urlaubszeit« gedacht waren, verbrachte ich Tag und Nacht im Krankenhaus. Ich war so begeistert und fasziniert von der Frauenmedizin und all der tiefen Lebendigkeit, die ich dort erleben durfte, dass ich, zurück in München, die Aussicht, im Max-Planck-Institut eine weitere Ausbildung in Journalistik und Rhetorik absolvieren zu können, in den Wind schlug. Ich hatte in dem medizinischen Arbeiten mit Frauen und in der Geburtshilfe das Tor zum Leben als Ganzem erfahren, die Möglichkeit, nicht nur vordergründig Beschwerden zu lindern, sondern zu wirklicher Gesundwerdung und neuem Leben, nicht nur der Neugeborenen, sondern auch der Frauen, beitragen zu dürfen. Darum bin ich Frauenärztin geworden, und ich arbeite noch heute, fast ein Vierteljahrhundert später, mit der gleichen Begeisterung.

Das Besondere unseres weiblichen Seins ist auf der körperlichen Ebene durch die vielen Wandlungs-Prozesse gekennzeichnet: Das monatliche zyklische Erleben von Werden und Vergehen, die Möglichkeit, in unserem eigenen Leib unseren Kindern Raum und Nahrung zu sein und diese zu gebären sowie den Übergang in eine komplett neue Lebensphase jenseits der Fruchtbarkeit, die Wechseljahre, zu durchschreiten. – All diese Verwandlungen lassen uns dem Eigentlichen von Leben ganz nahe sein. Sie sind Tore zum Leben als Ganzem, zum Prinzip Leben, das so viel mehr ist, als es uns unsere auf Funktionalität und Effizienz ausgerichtete Gesellschaft erfahren lässt. Die Integration des alten Wissens der Naturheilkunde in das medizinische Begleiten dieser Themen und Prozesse ermöglicht durch das Unterstützen der natürlichen Abläufe ein Anregen der Selbstheilungskräfte und damit indirekt auch ein zunehmendes

Stärken von Bewusstheit und Selbstbestimmung der Frauen. Und letztlich wirkliche Heilung, die sehr viel mit Ganz-Werdung zu tun hat. Dabei helfen zu dürfen ist »Geburtshilfe« im besten Sinne, und zwar für die Frau. Und das bedeutet mir immerwährende Freude und Erfüllung.

Um Fülle geht es, Fülle zu erfahren in allem, was ist, in Freude wie in Leid, und immer besser zu lernen, was wir brauchen, um diese Fülle und Ganzheit in uns selbst spüren zu können. Vielleicht ist es ja auch nur ein Wiedererinnern von etwas, das wir eigentlich, tief in uns selbst, schon immer wussten.

Ich möchte mit diesem Buch meine Gedanken zu vielen schönen und wichtigen Themen des Frauseins ebenso wie mein Wissen um die große Heilkraft der von mir so geliebten Pflanzenmedizin mit Ihnen teilen. Ich wünsche Ihnen, dass Sie genau das für Sie Richtige finden. Gute Tipps, spannendes Wissen um Zusammenhänge, eine vielleicht manchmal neue Sicht der Dinge und vor allem Inspiration und Anregung für Ihre ganzheitliche Gesundheit und Ihr bleibendes Wohlergehen.

Ihre

Anja Maria Engelsing

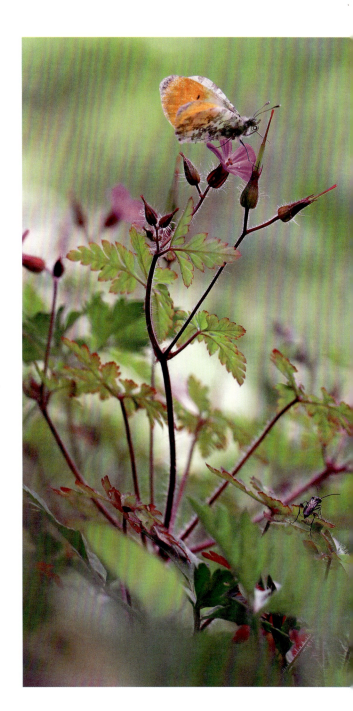

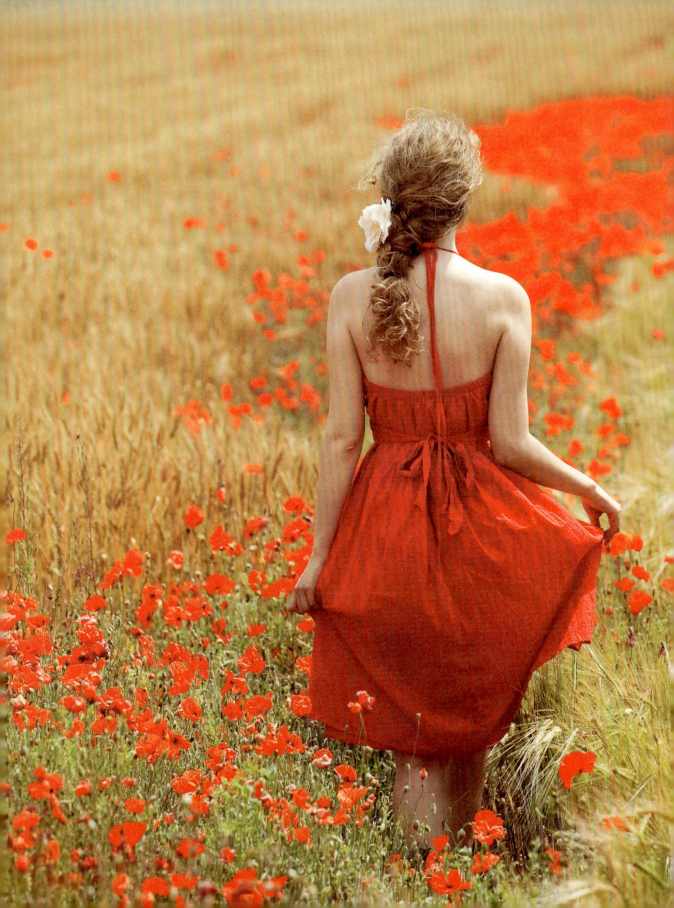

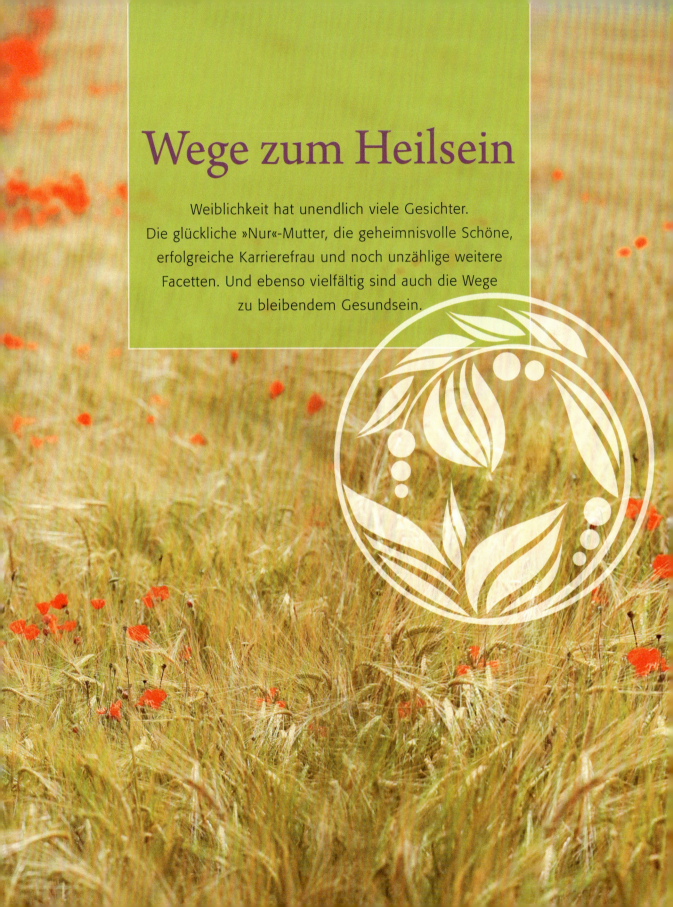

Wege zum Heilsein

Weiblichkeit hat unendlich viele Gesichter. Die glückliche »Nur«-Mutter, die geheimnisvolle Schöne, erfolgreiche Karrierefrau und noch unzählige weitere Facetten. Und ebenso vielfältig sind auch die Wege zu bleibendem Gesundsein.

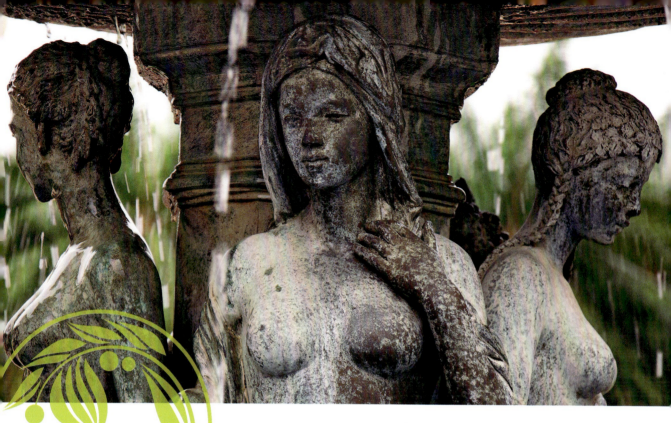

Die Natur der Frau

Frauen sind anders als Männer, auf viele Weisen. Ganz sicher körperlich: Wir ticken hormonbedingt anders, vielfältig. Und wir können und müssen zwischen vielen Möglichkeiten unseren Weg finden.

Was macht eigentlich die Frau zur Frau? Sicher ihre Gebärfähigkeit – ganz gleich, ob sie Mutterschaft lebt oder nicht. Optisch gesehen ihre typischen und wunderschönen Rundungen. Frauen haben im Durchschnitt eine geringere Muskelmasse und einen höheren Fettanteil als Männer. Auch sind Frauen im Durchschnitt 12 bis 13 cm kleiner als Männer, nämlich heutzutage um die 165 cm groß. Die Männer bringen es immerhin auf durchschnittlich 178 cm. Große Abweichungen sind aber immer möglich. Und was ist schließlich »normal«? Auch sind Organfunktionen teilweise geschlechtsspezifisch unterschiedlich. So kann die Leber des Mannes in der Regel deutlich besser Alkohol abbauen, als die der Frau.

Es gibt sie also, die kleinen Unterschiede. Und der vielleicht tiefgreifendste Unterschied sind die zyklischen hormonellen Abläufe, die uns Frauen Monat für Monat und ein Leben lang bestimmen. Die Hormonproduktion ist bei Männern dagegen konstant und bleibt ein Leben lang weitgehend gleich. Sie haben daher auch keine klassischen Wechseljahre. Psychische Unterschiede sind nicht so leicht erklärbar. So sind Frauen sicher im Durchschnitt weit empfindsamer und mitfühlender als Männer. – Aber sind das die Gene, oder ist diese Verschiedenheit anerzogen? Über solche Fragen streiten sich seit je die Gelehrten.

Wichtig ist all das, wenn wir Gesundheit, Beschwerden und Kranksein von uns Frauen umfassend verstehen wollen. Frauen brauchen eine eigene Medizin, die darauf zielt, die hormonellen Regelkreisläufe zu unterstützen, und die dabei besonders auch den sich ändernden Lebensphasen von uns Frauen gerecht wird. Heilpflanzen eignen sich hier ganz besonders.

Im »Land der unbegrenzten Möglichkeiten«

Noch nie in der Geschichte gab es für Frauen ein solches »Land unbegrenzter Möglichkeiten« wie das Leben, das uns hier und heute im Westen möglich ist. Bildung, berufliche Verwirklichung und gesellschaftlich-politisches Engagement sind für Frauen wie für Männer Realität geworden, auch wenn wirkliche Gleichberechtigung und Chancengleichheit bei genauerem Betrachten vielerorts immer noch reichlich zu wünschen übrig lassen. Zumindest theoretisch können wir heute alles, was auch Männer können, der Unterschied der Freiheit zwischen Mann und Frau ist also aufgehoben.

Aber vielleicht auch nie zuvor in der Geschichte waren Frauen so ausgebrannt – so überfordert von den vielfältigen Anforderungen, die Beruf, Beziehung und für viele auch Mutterschaft bedeuten. Paradoxerweise sind wir oft trotz – oder gerade wegen – der überwältigenden Wahlfreiheit im Grunde unerfüllt. Was heißt Frausein in all dieser atemberaubenden Vielfalt von Möglichkeiten und Anforderungen? Und es sind ja auch nicht nur all die Forderungen, die das Leben uns abverlangt, sondern natürlich auch die, die wir an uns selbst stellen. Die strengen inneren Antreiber und vielen selbst auferlegten »Du sollst«-Botschaften, die wir oft so verinnerlicht haben, dass wir sie gar nicht mehr als bloße Möglichkeiten wahrnehmen, sondern unhinterfragt befolgen. Unser Frausein, das ist wie eine offen Frage, auf die es so viele Antworten gibt, wie es Frauen gibt, und die sich für eine jede von uns ganz eigen beantwortet. – Es tut gut, sich diese Frage immer wieder einmal zu stellen, ganz für uns selbst: Wie geht es mir, als Frau, in meinem Leben? Nur so können wir die Freiheit zur ständigen Verwandlung als Fülle erleben und genießen.

Es handelt sich darum, alles zu leben. Wenn man die Fragen lebt, lebt man vielleicht allmählich, ohne es zu merken, eines fremden Tages in die Antwort hinein.
Rainer Maria Rilke, Briefe an einen jungen Dichter

Auch sind männliche und weibliche Aspekte unseres Seins in uns allen ganz individuell verteilt. Für viele von uns sind die als typisch weiblich geltenden Persönlichkeitsanteile wie Hingabefähigkeit, Fürsorglichkeit, Empfindsamkeit, Mitgefühl und Gebärfähigkeit – auch im übertragenen Sinne gemeint als die Fähigkeit, etwas auszutragen und zu gebären – gar nicht mehr so positiv belegt. Mit den »männlichen« Anteilen sind wir schneller beruflich erfolgreich, fühlen uns oft sicherer. Und vielleicht wirken wir damit auch auf den ersten Blick in unserer in manchem sehr verrückt gewordenen Welt der Äußerlichkeiten sogar sexuell attraktiver.

Das Leben als Ganzes im Blick behalten

Sicher ist, dass wir nicht mehr einfach die vorgegebenen Rollenmuster der Generationen vor uns übernehmen können und wollen, wie die berühmten »drei Ks«: Kinder, Küche, Kirche. Wir sind fruchtbar, auch wenn wir uns entscheiden, kinderlos zu bleiben. In unseren Partnerschaften soll Gleichberechtigung auch Gleichverpflichtung heißen, das heißt konkret: Wenn beide arbeiten, sind nicht mehr nur die Frauen für den Haushalt zuständig. Und wir können unsere Spiritualität auch vielfältig jenseits der Religion unserer Vorfahren leben.

So haben wir das Glück, aber eben auch die Qual der Wahl. Und dass wir hätten wählen können und vielleicht müssen, wird uns oft erst bewusst, wenn es spät ist, manchmal sogar zu spät. Wenn zum Beispiel die immer so selbstverständlich verhütete Fruchtbarkeit auf einmal trotz heftiger Bemühungen sich nicht einstellen möchte.

Darum ist es wichtig, bei jeder Entscheidung immer auch die gesamte Linie unseres Lebens im Blick zu behalten. In jedem Moment auch daran zu denken, dass wir mehr sind als das, was zum Beispiel unsere herausfordernde, aber auch erfolgreiche berufliche Position uns gerade abverlangt. Und vielleicht auch mehr wollen, als die jetzige aufregende und sexuell sehr erfüllende Wochenendbeziehung uns an dauerhafter Perspektive verspricht.

Ganz und gar heil und gesund bleiben wir erst dadurch, dass wir mit unserer Seele in Verbindung bleiben und ihr Raum geben zu wachsen.

Die Kraft der Verwandlung

In diesem so Vielen und sich so vielfältig Ändernden unseres Lebens gibt es etwas Bleibendes, das sich wie ein roter Faden durch unser Frauenleben zieht. Und das ist die Beständigkeit von Wandel: Kontinuierliche Veränderung bestimmt unser Dasein. Letztlich gebären wir uns immer wieder selbst neu. Wir tun das in jedem Monatszyklus, denn die Menstruation ist Ausdruck des zu Ende Gekommenen und des neu Beginnenden zugleich. Wir tun das sicher auch, wenn wir uns auf das große Abenteuer einer Schwangerschaft einlassen, vielleicht die letzte wirkliche Abenteuerreise in dieser so planbar, überschaubar und kontrollierbar gewordenen Welt.

Reifen wie der Baum, der seine Säfte nicht drängt und getrost in den Stürmen des Frühlings steht ohne die Angst, daß dahinter kein Sommer kommen könnte.
Rainer Maria Rilke, Briefe an einen jungen Dichter

Und wir wandeln uns und werden neu, indem wir vom Mädchen zur jungen Frau erblühen, zur Blüte unseres Frauseins und unserer Fruchtbarkeit gelangen und dann die Reise hin zu der wunderbaren Zeit jenseits der Möglichkeit von körperlicher Fruchtbarkeit, den Wechseljahren, tun: Zu dem Hochplateau unseres Frau- und Menschseins, das diese hoffentlich vielen Lebensjahre nach dem Aufhören der Monatsblutungen bedeuten können.

Ein neuer Blick auf weibliche Gesundheit

Wenn wir die Beständigkeit des Wandels als Prinzip unseres Lebens erkannt und akzeptiert, vielleicht sogar begrüßt haben, wird uns ein neues Schauen auf unser Wohlergehen und unsere Gesundheit möglich: Wir verstehen, dass gerade die Beschwerden unseres Monatszyklus und unserer hormonellen Steuerung nicht von dem, wo wir im Leben stehen, zu trennen sind. Und auch Ausdruck davon sein können, wie es uns geht als Frau in unserem Leben, in bestimmten Situationen oder ganz grundsätzlich. Wir begreifen, dass unsere Seele und unsere Körperlichkeit immer zusammenspielen und nicht einfach isoliert betrachtet werden können. Wir lernen, wie wichtig das Verständnis unserer Ganzheitlichkeit und damit der Regelkreisläufe, die uns steuern, für unsere

Gesundheit ist. Das führt uns zu einem ganz neuen Gesundheitsverständnis.

Gesundheit heißt nicht länger perfektes Funktionieren und Abwesenheit von Krankheiten und Beschwerden. Unser Verständnis von Gesundheit umfasst auf einmal unser Wohlergehen und auch unsere Wandlungsfähigkeit, die Möglichkeit unseres Körpers und unserer Seele, auch in sich ändernden Lebensumständen wieder ganz neu und flexibel, gleichsam tanzend, reagieren zu können. Wir wollen uns eben unter allen Umständen wohlfühlen in unserer Frauenhaut!

Ganzheitliche Frauenheilkunde

Als ich vor über zwanzig Jahren angefangen habe, als Frauenärztin zu arbeiten, zunächst viele Jahre lang in Kliniken, war ein sehr mechanistisches und oft gefühlsloses Vorgehen in der Frauenheilkunde noch allgemein üblich.

Frauenheilkunde braucht Sinn fürs Ganze

Bei den vielen Aufnahmegesprächen in der Klinik wurde mir bewusst, dass sehr vielen Frauen Richtung fünfzig die Gebärmutter und oft auch die Eierstöcke entfernt wurden. So, als habe man nur die isolierten Organe und deren Funktion im Blick, nicht aber die Frau als Ganze. Die Gründe dafür waren nämlich Blutungsstörungen, anatomische Veränderungen, oder einfach nur die fadenscheinige Aussage, dass man diese doch »nicht mehr brauche«, wenn der Kinderwunsch abgeschlossen sei. Dass damit viel mehr beseitigt wird als die unerwünschte Beschwerde, und dass die Gebärmutter nicht nur auf ihre Funktion als Reproduktionsorgan reduzierbar ist, wurde nicht bedacht. Auch war es selbstverständlich, dass Frauen zu allen Lebenszeiten irgendwelche

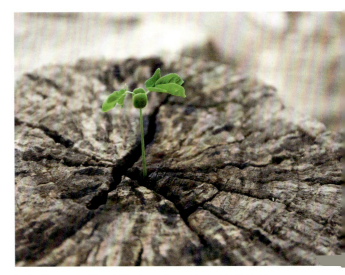

Im Laufe unseres Frauenlebens wachsen wir, verwandeln wir uns und gebären uns immer wieder neu.

künstlichen Hormone einnahmen: In der Pubertät wegen der Periodenschmerzen, in den dann folgenden Lebensjahrzehnten zur Verhütung und auch zur besseren Planbarkeit der Monatsblutungen, über vierzig, um dem Schreckgespenst der Wechseljahre zuvorzukommen. Später dann weiter, um Alterung, Depressionen und Osteoporose zu verhindern. Frauenärzte waren zumeist Männer.

Selbstbestimmte und aktive Frauenheilkunde

Das hat sich Gott sei Dank sehr verändert. Und vor allem auch darum, weil Frauen heute ein anderes Selbstverständnis und Selbstbewusstsein haben und nicht mehr einfach alles mit sich machen lassen. Auch sind durch das Internet, die Vielzahl von Ratgebern und eine andere Kultur des miteinander Sprechens auch über unsere »Frauenangelegenheiten« viele falsche Informationen entlarvt worden. Wir wissen heute alle, dass Hormonpillen aller Art keine »Smarties« sind und erhebliche Nebenwirkungen

haben können. Wir wissen, dass unsere Gebärmutter innerer Ort und damit auch Symbol unserer Körper- und Seins-Mitte ist – und es eben nicht gleichgültig ist, ob sie da ist oder nicht. Wir wissen, welche oft jahrelang spürbaren Folgen jede Operation haben kann, sei es durch Narben und Verwachsungen oder durch die mögliche Traumatisierung, die jeder Eingriff in unsere körperliche Integrität bedeuten kann.
Auch hat sich der Glaube an die Allmacht wissenschaftlicher Medizin sehr relativiert. Die unendlich vielen Errungenschaften der modernen wissenschaftlichen Medizin haben eben nicht zu größerer Gesundheit geführt: Chronische Krankheiten, Allergien, Unverträglichkeiten, psychische Erkrankungen und Krebsleiden haben in den letzten Jahrzehnten immens zugenommen. Durch die standardmäßige Verordnung von Antibiotika bei jeder Grippe und jeder Blasenentzündung haben sich vielfältige Resistenzen entwickelt.
Auf der anderen Seite erlebt die Naturheilkunde seit den achtziger Jahren ein wirkliches Revival. Leider gibt es im Rahmen dieser begrüßenswerten Rückbesinnung aber auch ein sehr unübersichtliches Angebot an Heilsversprechen, die nicht immer seriös sind. Und herauszufinden, wer und was uns wirklich helfen, ist gar nicht so einfach.

Ganzheitliche Frauenheilkunde ist Hilfe zur Selbsthilfe

Die ganzheitliche, integrative Frauenheilkunde verkörpert das sinnvolle Miteinander der Erfahrungsheilkunde und der wissenschaftlichen Medizin. Sie vereint die oft jahrhundertealte und bewährte Naturheilmedizin mit den modernsten Erkenntnissen der wissenschaftlichen Medizin.
Wirkliche ganzheitliche Heilkunde entsteht aus einer Auffassung von »Gesundheit«, die sowohl unser körperliches Wohlergehen als auch unsere bleibende seelische Gesundheit meint, also den Zusammenhang und die Untrennbarkeit von Leib und Seele berücksichtigt. So können beispielsweise wiederkehrende Vaginalinfekte neben vielem anderen auch der physische Ausdruck von Unglück oder Unstimmigem in der Partnerschaft sein. Myome, gutartige Geschwulste der Gebärmutter, können für »zu Gebärendes« stehen: Das kann ein nicht bewusst erlebter Kinderwunsch ebenso sein wie ein Anteil unserer Persönlichkeit, der in unserem Leben bislang noch nicht genügend Raum gefunden hat, zum Beispiel Kreativität oder berufliche Verwirklichung.
Wichtig ist auch hier, kein Schubladendenken anzuwenden. Nicht jede Frau, die Myome hat, leidet unter unerfülltem Kinderwunsch. Eine jede Frau hat ihre ganz eigene Wahrheit, die sich durch körperliche Beschwerden und Symptome auf ganz eigene Weise ausdrückt. Zu lernen, wieder auf diese individuelle und innere Wahrheit zu hören, ist ein großer Schritt hin zu bleibender Gesundheit und Wohlergehen. Vielleicht sogar der wichtigste.

Auf die Botschaft des eigenen Körpers, die innere Wahrheit, zu hören, ist ein großer Schritt hin zu Gesundheit und Wohlergehen.

Ganzheitliche Frauenheilkunde setzt auf Gesprächsbereitschaft, umfassende Beratung und Vertrauen in die Selbstheilungskräfte unseres Körpers ebenso sehr wie auf sehr gute medizinische Kenntnisse. Und auch auf die Bereitschaft zu gesunder, uns wirklich guttuender Lebensführung und Eigenverantwortlichkeit von uns Frauen. In letzter Konsequenz wird der Arzt oder die Ärztin vom »Halbgott in Weiß« zum kompetenten und erfahrenen Gesundheits- und manchmal sogar auch Lebensberater. Ganzheitliche Frauenheilkunde »macht« nicht einfach gesund, sondern hilft uns, gesund zu werden und zu bleiben. Sie »entbindet« nicht, wie es früher immer so schön hieß, sondern sie »hilft gebären«: Sie zeigt mir die verschiedenen Möglichkeiten, »meine Wege zum Heilsein« auf, die ich gehen kann, mit all ihren Möglichkeiten und Konsequenzen sowie eventuellen Risiken oder auch Gefahren. Für viele Herausforderungen, die uns im Laufe unseres Lebens begegnen, brauchen wir einen guten Arzt oder eine gute Ärztin, aber in vielen Situationen können wir uns eben auch selbst sehr gut helfen.

Pflanzen-Medizin von und für Frauen

Gerade Heilpflanzen – die Natur schenkt uns eine Fülle an wirkkräftigen Frauenkräutern – sind wunderbare Heilmittel, mit denen wir uns selbst helfen können. Das Heilpflanzenwissen ist nicht umsonst altes »Frauenwissen«: Heilkunde war traditionell Frauensache und in Frauenhand. Hebammen und Kräuterkundige waren nicht nur Geburtshelferinnen, sondern halfen immer, wenn guter Rat oder medizinische Hilfe gebraucht wurde. Bei Krankheiten und Beschwerden war es ganz selbstverständlich, zunächst einmal die Kräuterfrauen um Rat zu fragen. Diese verfügten oft über einen immensen Schatz an getrockneten Heilpflanzen und Tinkturen. Nur, wenn nichts mehr half, wurde ein Arzt hinzugezogen. Es gab ja auch nicht überall Ärzte in erreichbarer Nähe. Die meisten Menschen lebten im ländlichen Umfeld, und die Fahrt in die nächste Stadt war eine große Reise. All das änderte sich erst mit der industriellen Revolution und dem zunehmenden Glauben an die Allmacht von Technik und Wissenschaft. Frauenmedizin als Teil der wissenschaftlichen Medizin gibt es erst seit der zweiten Hälfte des 19. Jahrhunderts. Damals waren die Frauen ja noch weitgehend von Bildung und damit vom Arztberuf ausgeschlossen, sodass es in dieser Zeit geschah, dass Frauen immer mehr von Männern mit klassischer, eben nicht auf die individuelle Besonderheit des weiblichen Seins abgestimmter Medizin behandelt wurden.

Aber das alte Wissen lebte weiter. Oft sind es noch unsere Großmütter, die sich ganz selbstverständlich mit Pflanzentees und Salben helfen, wo die Medizin nur Tabletten verschreibt. Wie schön, dass dieses wertvolle Wissen immer mehr in die Erkenntnisse der modernen Medizin integriert werden kann.

Für mich war meine Großmutter Clara Maria Michel eine ganz wichtige Bezugsperson. In unserem Garten baute sie das Gemüse für unsere sechsköpfige Familie an, und ich habe ihr als Kind gerne geholfen. Sie wusste alles über die Heilkraft der Pflanzen. Legendär war ihre Ringelblumensalbe, die bei allen kleinen Verletzungen Wunder wirkte. Das Rezept finden Sie auf Seite 156.

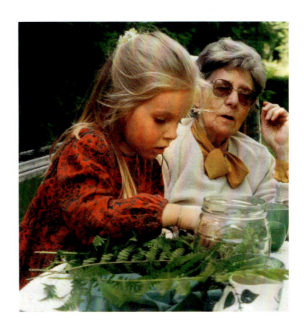

Pflanzenwissen über Generationen: Meine Oma Clara Maria Michel und ihre Urenkelin, meine Tochter Lara-Sophie.

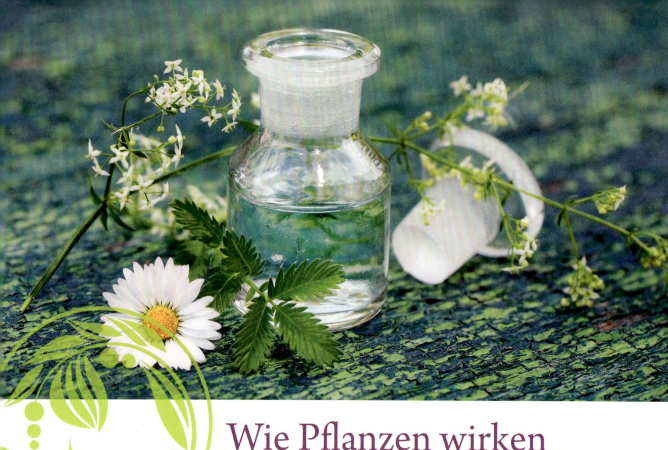

Wie Pflanzen wirken

Pflanzen erfreuen nicht nur unser Herz und all unsere Sinne. Von ihren heilenden und vorbeugenden Wirkungen besonders auch auf die weibliche Gesundheit wussten schon unsere Großmütter.

Warum eigentlich Heilpflanzen-Medizin anstatt oder begleitend zu den »bequemen« Tabletten, die Arzt oder Apotheker verordnen und empfehlen? Ist das bloß nostalgisches Schwelgen in längst vergangenen Zeiten? Ein momentaner Trend, der als harmlose Spinnerei »nicht hilft und nicht schadet«, wie es der Naturheilmedizin immer wieder gern nachgesagt wird? Gerade wir Frauen haben einen starken Bezug zu Pflanzen. Zu ihrer Schönheit, ihrem betörenden Geruch. Wir schmücken uns mit Blüten und Pflanzenmotiven und mit ihren Düften in Parfums und Pflegeprodukten. Es macht Freude, Pflanzen zu pflegen oder einfach nur zu betrachten. Wer einen eigenen Garten hat, weiß, dass Gartenarbeit für viele »gelebte Meditation« ist. Arbeit, die zum Genuss wird, die uns die Zeit und alle Sorgen vergessen lässt. Und es gibt so etwas wie einen positiven Sucheffekt, im schönsten Sinne: Einmal der Verführung durch die Zauber- und Heilwelt der Pflanzen erlegen, gibt es kein Zurück mehr.

Die Zubereitung selbst und das Trinken eines Heilpflanzentees ist alleine schon wohltuende »Zeit für mich«, gerade für stark beanspruchte Berufstätige oder vielfach gestresste Mütter. Aber das ist es nicht alleine. Die Heilwirkung der Pflanzen ist nachweislich und auf verschiedene Weisen verstehbar.

Die Heilwirkung der Pflanzen verstehen

Um die Heilwirkung von Pflanzen zu verstehen, gibt es drei mögliche Zugänge:
- wissenschaftlich-pharmakologisches Pflanzenwissen
- Erfahrungsheilkunde (traditionelle Naturheilkunde)
- intuitive Heilpflanzenkunde

Alle Herangehensweisen haben ihren eigenen Wert und kommen oft interessanterweise zu sehr ähnlichen, wenn nicht gar zu den gleichen Ergebnissen.

Die Pharmakologie

Untersucht werden hier die Inhaltsstoffe der Pflanzen. Die Wirkung der Heilpflanze wird aus den Heilwirkungen der einzelnen Bestandteile abgeleitet. Das lässt sich gut verifizieren und eignet sich zudem zur Übertragung.
Wenn ich zum Beispiel weiß, dass die ätherischen Öle im Lavendel beruhigend wirken, kann ich annehmen, dass das ätherische Öl in der Melisse, das ebenfalls beruhigend wirkt, mit diesem verwandt ist oder zu einer ähnlichen Wirkstoffgruppe gehört. So kann gezielt mit Pflanzen experimentiert werden und es muss nicht, wie in den Anfängen der Erfahrungsheilkunde, ins Blaue hinein ausprobiert werden.

Die Erfahrungsheilkunde

Die traditionelle Naturheilkunde beruft sich auf das überlieferte Wissen aus alten Zeiten, das oft für die Generation unserer Großeltern noch sehr lebendig war. Im Garten meiner Großmutter gab es immer Ringelblumen, Brennnesseln und Kamille in reichlichster Fülle. Sie stellte ihre eigene Ringelblumensalbe her, mit der sie unsere Wehwehchen versorgte, und braute sich einen Brennnesseltee, weil sie auf diesen als Lebenselixier und pflanzliches Anti-Aging schwur. Und sie ist bei bester Gesundheit immerhin über 90 Jahre alt geworden.

Dieses alte Pflanzenwissen beruhte nicht auf der Kenntnis von einzelnen Inhaltsstoffen, sondern auf Erfahrungswissen um die Heilwirkung von Pflanzen, das von Generation zu Generation, meistens von Großmutter und Mutter auf die Tochter, weitergegeben wurde. Interessanterweise greift die Pharmakologie oft auf dieses Erfahrungswissen zurück, und es gelang und gelingt, dieses auch wissenschaftlich zu beweisen. So ist die blutstillende Wirkung der Schafgarbe auch vom BGA, dem heutigen Bundesamt für Arzneimittel und Medizinprodukte, anerkannt und belegt worden.

Die intuitive Heilpflanzenkunde

Dieser der Gestaltlehre nahe Ansatz nähert sich der Wirkung einer Pflanze über ihre Signatur und ihre Gestalt und versucht so, ihr »Wesen« zu verstehen. Zugleich nimmt man eine enge Wesensverwandtschaft zwischen Pflanzen und Menschen an. Die Erscheinung (Phänomenologie) der Pflanze oder eines Pflanzenteils wird dann in ein Analogieverhältnis zu unserem Körper gesetzt. Die berühmteste Vertreterin dieses intuitiven Wissens um die Wirkung von Heilpflanzen war wohl die Heilige Hildegard von Bingen (1098–1179). Auch Paracelsus (1493–1541) setzte solches Wissen in eine intuitive Medizin um. Sehr schön können wir dieses anhand des auch Zinnkraut genannten Ackerschachtelhalms (*Equisetum arvense*) nachvollziehen:

Diese Pflanze fällt durch ihre überaus strukturierte Gestalt auf, sie steht aufrecht »wie ein Zinnsoldat« an ihrem Ort und hat ausgesprochen tief reichende Wurzeln. Dies weiß jeder Gärtner, der schon einmal

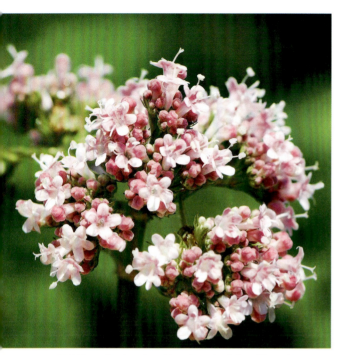

Baldrian mit seinen beruhigenden ätherischen Ölen wirkt Wunder bei Schlafstörungen.

versucht hat, die Zinnkrautbestände im eigenen Garten zu vermindern.
Auf der körperlichen Ebene hilft Ackerschachtelhalm unter anderem, Bindegewebe zu stärken und Osteoporose vorzubeugen. Dies kann man auch pharmakologisch mit dem hohen Kieselsäuregehalt erklären. Die Gestalt der Pflanze, die so stark das Strukturelle betont, lässt auf dem intuitiven Weg den gleichen Schluss zu.

Pflanzenwirkstoffe

Bei der pharmakologischen Herangehensweise ist es wichtig zu verstehen, dass eine Pflanze nie nur aus einem Inhaltsstoff besteht. Die genaue Zusammensetzung jeder Pflanze müssen wir immer berücksichtigen. Und auch bedenken, dass vieles einfach noch nicht wissenschaftlich erforscht ist, weil das aufwändig und teuer ist, und für naturheilkundliche Mittel oft nicht durchgeführt wird. Das bedeutet, dass wir vieles noch nicht vollständig erklären können. Eine große Zahl an besonders für uns Frauen wichtigen Wirkstoffen kennen wir allerdings.

Ätherische Öle

Ätherische Öle sind Inhaltsstoffe von Aromapflanzen, die stark und unverwechselbar und meistens sehr angenehm duften. Ihr Wirkungsspektrum beinhaltet viele Qualitäten wie entspannend, vitalisierend, krampflösend, beruhigend. Viele wirken auch antibakteriell und entzündungshemmend und vieles mehr. Einige Beispiele aus der Frauenheilkunde:
- Eine beruhigende Wirkung entfalten die ätherischen Öle in Hopfen, Baldrian, Lavendel und Melisse, die bei Schlafstörungen und Wechseljahresbeschwerden Anwendung finden.
- Die Öle in Rose und Muskatellersalbei unterstützen, äußerlich angewendet, unter anderem die Verdauung und helfen gegen krampfartige Schmerzen.
- Lavendelöl wirkt bei äußerlicher Anwendung entzündungshemmend.

Bitterstoffe

Wie der Name verrät, zeichnen sich diese Pflanzenwirkstoffe durch bitteren Geschmack aus. Sie regen den Appetit an, fördern die Verdauung und die Stoffwechselaktivität und damit auch die Aufnahme von Mikronährstoffen aus dem Darm. Damit Bitterstoffe richtig wirken, sollten Tees nicht gesüßt werden. Indirekt unterstützen sie das Immunsystem, indem sie die Aufnahme von Eisen und vielen weiteren Spurenelementen verbessern, und sorgen auch für Entspannung und sprichwörtlich gute Nerven.

In diesem Sinne wirken Hopfen, Ingwer, Löwenzahn und Schafgarbe als Frauenheilpflanzen.

Flavonoide

Die gelblich-orangen Farbstoffe (von lat. *flavus* / gelb) kommen besonders häufig in Obst und Gemüse vor und gehören zu den wichtigsten Wirkstoffen in der Pflanzenheilkunde. Sie binden freie Radikale, die die Zellen schädigen und deren Alterung begünstigen. Ihre Wirkweisen sind so vielfältig wie ihr Vorkommen. Einige Beispiele aus der Frauenheilkunde:
- Die Mariendistel wird als Leberheilpflanze eingesetzt.
- Rosskastanie und Goldrute verbessern die Mikrodurchblutung. Wirkstoffe sind hierbei aber auch die in ihnen ebenfalls enthaltenen Seifenstoffe. Rosskastanie wirkt bei krampfaderbedingten Wassereinlagerungen, Goldrute fördert die Nierenfunktion.
- Arnika und Kamille wirken entzündungshemmend.
- Birke, Goldrute, Ackerschachtelhalm und Stiefmütterchen sind stoffwechselfördernd.
- Linde und Holunder schweißtreibend.
- Die Flavonoide in Johanniskraut und Passionsblume wirken stimmungsaufhellend und hilfreich gegen Depressionen.
- Isoflavonoide leiten sich von Flavonoiden ab und sind hormonartig wirksam. Die bekanntesten Beispiele hierfür sind Rotklee und Soja.

Hormonartig wirksame Pflanzenstoffe

Sogenannte »Phytohormone« finden begeisterte Verwendung. Dies sind Pflanzen und Pflanzenbestandteile, die in unserem Organismus eine unseren Sexualhormonen sehr ähnliche Wirkung entfalten, zum Beispiel Granatapfel, Leinsamen, grüner Tee, Soja, Rotklee und viele mehr.

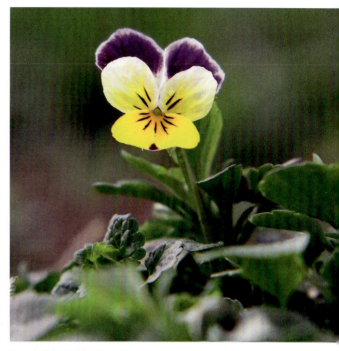

Das zierliche Wilde Stiefmütterchen hat es in sich: Die Flavonoide bringen den Stoffwechsel in Schwung.

Hormonartig wirken vor allem die Inhaltsstoffe Isoflavon, einige Flavonoide sowie Lignane. Die Forschung steckt hier allerdings noch in den Kinderschuhen, bis heute ist zum Beispiel kaum bekannt, warum genau der Frauenmantel eine solch fantastische hormonstabilisierende Wirkung in allen weiblichen Lebenslagen entfaltet.

Gerbstoffe

Die Gerbstoffe aus Pflanzen wurden früher zum Konservieren, also Gerben, von Tierhäuten eingesetzt. Vermutlich dienen sie den Pflanzen zum Schutz gegen Viren und Pilze. Entsprechend wirken sie zusammenziehend und austrocknend und, bezogen auf unseren Körper, Entzündungen hemmend und heilend.

Saponine

Seifenstoffe dienen den Pflanzen als Schutz vor Pilzbefall. Sie sind zum Beispiel im Efeu, in der Schlüsselblume (Hustenmittel, weil auswurffördernd und schleimlösend) und der Rosskastanie (venenstärkend und damit Wassereinlagerungen im Gewebe entgegenwirkend) reichlich enthalten. Außerdem wirken sie auch harntreibend, weshalb zum Beispiel die Birke und die Goldrute in vielen Nieren- und Blasentees enthalten sind.

Schleimstoffe

Diese Bestandteile von Pflanzen wie zum Beispiel Leinsamen oder Taubnessel bilden bei äußerlicher wie bei innerlicher Anwendung einen Schutzfilm auf Haut und Schleimhäuten und wirken dadurch unter anderem reizlindernd und entzündungshemmend. Die Frauenheilkunde nutzt diesen Effekt der Taubnessel und empfiehlt sie für Sitzbäder und innerlich angewendet als Heiltee bei Ausflussbeschwerden.

Andere prominente Pflanzeninhaltsstoffe wie Salizine, Senföle, Alkaloide, Anthozyane, Kumarine, Glykoside und viele andere mehr sind in der Frauenheilkunde von untergeordneter Bedeutung.

Das Ganze ist mehr als die Summe der Teile

Manche der Inhaltsstoffe von Heilpflanzen sind in ihren Wirkungen bekannt, viele sind noch unerforscht. Für mich ist die Wirkung einer Heilpflanze umfassender als die Summe der Einzelwirkungen ihrer Bestandteile. Damit Sie ein Gefühl dafür bekommen, was ich damit meine, möchte ich die drei großen Frauenpflanzen Frauenmantel, Schafgarbe und Beifuß etwas genauer vorstellen.

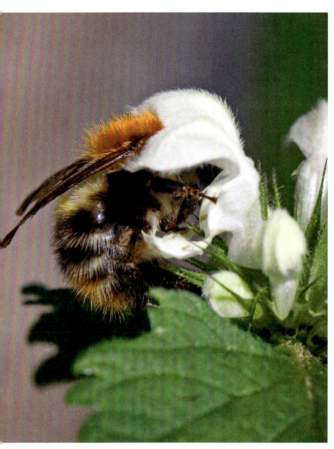

Die weiß blühende Taubnessel enthält viele Schleimstoffe und wirkt wunderbar auf unsere Schleimhäute.

- So wird Eichenrinde äußerlich als Bad oder Auflage angewendet, um Ausschläge oder auch Dammschnitte und Rissverletzungen nach Geburten zu heilen.
- Frauenmantel und Gänsefingerkraut heilen durch die enthaltenen Gerbstoffe Menstruationsbeschwerden.
- Die Rose wirkt als Schleimhauttherapeutikum bei trockener und entzündeter Schleimhaut im Vaginal- und Vulvabereich.
- Der Salbei hilft bei übermäßigem Schwitzen, zum Beispiel in den Wechseljahren.

Frauenmantel
(Alchemilla vulgaris)

Dieser Tausendsassa wächst in den gemäßigten Zonen der Nordhalbkugel vom Tiefland bis in Gebirgsregionen bis 2000 m. Vermehrt ist er auf feuchten Wäldern und Wiesen, an Rainen und Hängen anzutreffen.
Schon in der Antike wurde die Heilkraft dieses Krautes bei Unterleibsbeschwerden geschätzt.
Die Germanen wussten insbesondere um die fruchtbarkeitsfördernde Wirkung des Frauenmantels und haben ihn der Fruchtbarkeitsgöttin Friga geweiht.
Auch Hildegard von Bingen und Paracelsus, große Kräuterkundige der Geschichte, empfahlen Frauenmantel bei allen Frauenleiden.

Wirkstoffe: Das getrocknete Kraut enthält sehr viele Gerbstoffe und auch Flavonoide, Saponine, Glykoside und etwas ätherisches Öl.

Heilwirksame Pflanzenteile: Alle oberirdischen Teile.

Für Sammlerinnen: Gesammelt wird zur Blütezeit.

Wirkung: Frauenmantel wirkt hormonell unterstützend auf den Zyklus, und zwar sowohl in der ersten Zyklushälfte, wo er den Eisprung und damit die Fruchtbarkeit fördert, als auch bei Beschwerden der zweiten Zyklushälfte. Schon eine Tasse Frauenmanteltee täglich hilft gegen Menstruationsbeschwerden, insbesondere Periodenschmerzen.
Wunderbar ist vor allem auch die unterstützende Wirkung des Frauenmantels für den Monatsrhythmus. Darum kann er bei allen Menstruationsunregelmäßigkeiten Anwendung finden.
Unverzichtbar ist seine Heilkraft bei Vaginalinfekten sowohl für Spülungen als auch für Sitzbäder. Die Gerbstoffe wirken adstringierend und mild antibakteriell.
Wendet man das Blatt des Frauenmantels, sieht es wie ein Cape, wie ein Mantel, aus, darum auch der Name. Der Frauenmantel hilft auf der Seelenebene, Schutz zu spüren: Ich bin geschützt in meinem Sein als Frau.
Ich verschreibe ihn deshalb immer auch dann, wenn Probleme und schwierige Lebensumstände der Frau nicht auf den Magen schlagen, sondern auf den Zyklus. Das Bild des Schutzes ist sehr wirkmächtig und hilfreich.

Verträglichkeit: Keine Allergien bekannt.

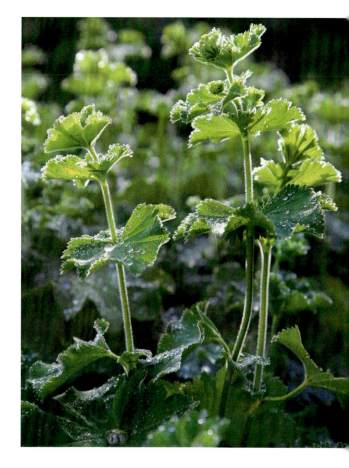

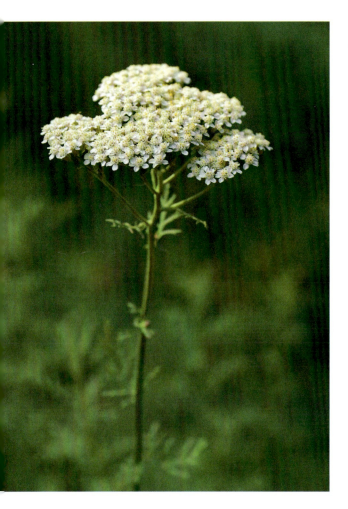

Schafgarbe *(Achillea millefolium)*

Sie wächst bei uns in Europa und in allen gemäßigten Breitengraden auf lehmhaltigen Böden. Ihre Heilwirkung war schon im Mittelalter bekannt. Für große und kleine Wehwehchen wie Nasenbluten und Schürfwunden wurde sie wegen ihrer blutstillenden Wirkung schon von unseren Ahninnen eingesetzt. Auch galt sie als Magenheilpflanze. Und ihre Heilwirkung für die Gebärmutter ist so vielfältig, wie ihre vielen kleinen Blüten.

Wirkstoffe: Ätherische Öle, Bitterstoffe.

Heilwirksame Pflanzenteile: Blüten und Blätter des blühenden Krautes.

Für Sammlerinnen: Die meisten heilwirksamen Inhaltsstoffe erhält man, wenn man die Blüten zwischen Juni und September um die Mittagszeit mit der Schere abschneidet und trocknet. Dann sind die meisten ätherischen Öle enthalten.

Wirkung: Die Schafgarbe ist bei Verdauungsstörungen und zur Wundheilung ebenso hilfreich wie bei Menstruationsbeschwerden. Ihre Bitterstoffe sind verdauungs- und gallensaftfördernd sowie krampflösend. Ihre Heilwirkung bei Frauenleiden ist vielfältig. Sie reguliert sowohl zu schwache als auch zu starke Monatsblutungen, wirkt krampflösend bei Menstruationsschmerzen und verbessert die Durchblutung des Unterleibs. Sowohl bei Unterleibskrämpfen und Menstruationsbeschwerden als auch bei Vaginalinfekten kommt sie in Form von Sitzbädern zur Anwendung.

Die Schafgarbe ist die große Gebärmutter-Heilpflanze: Sowohl bei Myomen der Gebärmutter als auch bei Zysten der Eierstöcke hilft sie innerlich als Heiltee oder als äußerliche Anwendung in Form von Auflagen auf den Unterleib.

Auf der seelischen Ebene stärkt die Schafgarbe das Unter- und Entscheidungsvermögen. Sie hilft, zu »erkennen, was für mich richtig ist«. Das wussten schon die alten Chinesen. In China verwendet man noch heute die Stängel der Schafgarbe für das I-Ging-Orakel. Diese Seelenwirkung unterstützt auch manchen Heilprozess auf der körperlichen Ebene.

Verträglichkeit: Eine Schafgarben-Allergie ist möglich, auch in Form einer Kreuzallergie gegen andere Korbblütler.

Beifuß *(Artemisia vulgaris)*

Beifuß ist in ganz Europa weitverbreitet und wächst besonders gerne an Flussufern oder Wegesrändern. Er gilt schon seit dem Altertum als magische Pflanze mit vielfältigen Heilwirkungen. Den keltischen und angelsächsischen Druiden war er ein sehr wichtiges Kraut, und er hatte in vielen Fruchtbarkeitsritualen seinen Platz.

Schon der botanische Name des Beifußes weist auf seine Heilwirkung für Frauenleiden hin: Der Gattungsname leitet sich wegen der vielfältigen Heilwirkung bei typischen fraulichen Leiden und Beschwerden von der Göttin Artemis ab. Heute ist er allerdings eher als Küchengewürz »verkannt«.

Wirkstoffe: Hauptwirkstoffe sind Bitterstoffe und arzneilich wirksame ätherische Öle.

Heilwirksame Pflanzenteile: Verwendet werden die in der Blütezeit geschnittenen Zweigspitzen.

Für Sammlerinnen: Beifuß wird in der Blütezeit ab September geerntet und getrocknet.

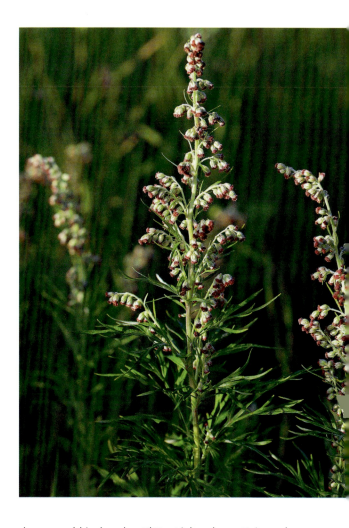

Wirkung: Die zentrale Wirkung des Beifußes ist die der Ausleitung. Er wirkt harn- und schweißtreibend, verdauungsfördernd und bringt auch das Menstruationsblut ins Fließen. Die verdauungsfördernde Wirkung kennen wir von der Verwendung des Krauts als Gewürz, vor allem für fette Braten.

In der Frauenheilkunde sind die Anwendungen vielfältig: Beifuß regt über die Hypophyse den Eisprung an und wirkt darum fruchtbarkeitsfördernd. Seine menstruationsfördernde Wirkung können wir nutzen, wenn es nach Absetzen der Antibabypille nicht spontan zum Wiedereinsetzen des Monatszyklus kommt. In der Hausgeburtshilfe waren Räucherungen mit den so wohlriechenden Blütentrieben lange Zeit rund um die Geburt eines Kindes herum üblich. Er galt als »Schoßkraut«, das den weiblichen Schoß während der Geburt öffnen helfen sollte.

Noch heute benutzen die Hebammen Bunde aus Beifuß zum sogenannten Moxen: Das Anregen von Akupunkturpunkten an den Zehen soll helfen, dass sich die Kinder im Mutterleib in eine Schädellage drehen, die für die Geburt am einfachsten ist.

Verträglichkeit: Eine Allergie auf Beifuß ist möglich. Innerlich nicht in der Schwangerschaft und bei Neigung zu starken Monatsblutungen anwenden.

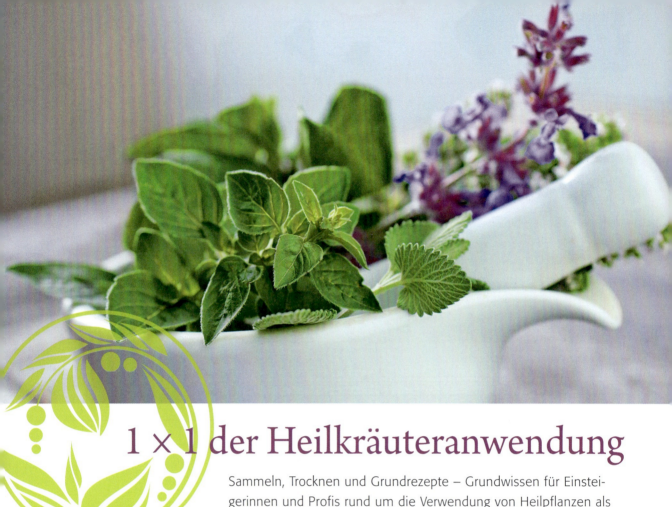

1 × 1 der Heilkräuteranwendung

Sammeln, Trocknen und Grundrezepte – Grundwissen für Einsteigerinnen und Profis rund um die Verwendung von Heilpflanzen als Medizin und für das Wohlergehen von Körper und Seele.

Als Monokultur angebaut, mit Pestiziden vor Schädlingsbefall geschützt, maschinell geerntet und industriell im Akkord verarbeitet – so können Pflanzen natürlich nicht wirklich all ihre Heilwirkung entfalten, wie wir uns leicht vorstellen können. Achtsamer Umgang, natürliches oder naturgemäßes Heranwachsen, Ernte zur rechten Zeit und schonende Verarbeitung, möglichst in Handarbeit, sind darum ganz wichtig.

Selbst sammeln oder kaufen?

Am schönsten ist es natürlich, die Pflanzen selbst in der Natur zu sammeln. Oft stimmt das alte Sprichwort, dass die Pflanzen, die wir brauchen, unsere Nähe suchen, und um uns herum wachsen. So sind Brennnessel, Schafgarbe, Beifuß, die wir oft als »Unkraut« in unseren Gärten betrachten, wertvolle Heilpflanzen. Manche der Pflanzen werden Sie in Apotheken suchen, vieles können Sie aber gut in Ihrer Umgebung selbst sammeln. Ganz wichtig ist es dabei, sich Zeit zu nehmen und den Pflanzen mit Liebe und Dankbarkeit zu begegnen. Sie können uns umso besser ihre Heilwirkung schenken, je achtsamer und sorgfältiger wir mit ihnen und ihren Artgenossen umgegangen sind, davon bin ich fest überzeugt. Auch die Weiterverarbeitung zu Salben oder

Tinkturen kann große Freude machen, will aber gelernt sein. Wichtigste Grundregel ist es zunächst, nur die Pflanzen zu sammeln, die wir auch wirklich selbst gut kennen, und auf Landschaftsschutz und mögliche Verunreinigung durch Tiere oder Abwässer und Abgase zu achten. Auch sollten wir immer nur da sammeln, wo die gesuchten Pflanzen wirklich reichlich wachsen, ihr Bestand also nicht gefährdet ist. Wer zu Anfang noch unsicher ist oder in der Stadt wohnt und nicht zum Sammeln gehen kann, findet all die im Buch empfohlenen Pflanzenbestandteile in einer guten, naturheilkundlich ausgerichteten Apotheke oder im Bio- oder Teeladen.

Es gibt tolle Heilpflanzenführer, die alles Wissenswerte vermitteln und eine sichere Bestimmung ermöglichen. Dabei können wir uns mehr botanisch-wissenschaftlich oder aber mehr erfahrungsheilkundlich und mythologisch ausrichten, je nachdem, was uns mehr anspricht und uns den Zugang leichter macht. Schöne Buchbeispiele sind *Alles über Heilpflanzen. Erkennen, anwenden und gesund bleiben* von Ursel Bühring sowie das *Lexikon der Frauenkräuter* von Margret Madejsky. Wirkliches Pflanzenwissen ist nicht alleine aus Büchern erlernbar. Aber sie sind eine sehr gute Hilfe.

Unschlagbar und außerdem mit ganz viel Freude verbunden sind natürlich Heilpflanzenführungen und Ausbildungen in Heilpflanzenkunde, die an vielen Orten angeboten werden. Das Erleben der Pflanzen »hautnah« schafft einen Zugang, der unvergesslich und unübertreffbar ist.

Richtig trocknen

Die Heilpflanzen werden sofort nach der Ernte an frischer Luft und unbedingt im Schatten getrocknet. In der prallen Sonne würde das Grün schwarz werden. Dazu breiten Sie die frischen Pflanzen oder Blüten auf einem Leintuch aus oder hängen die Pflanzen in Form von Sträußen im Hause auf, zum Beispiel auf dem Dachboden. Das Sammelgut muss zuvor gut sortiert werden, die Pflanzenbestandteile sollten sauber und frisch sein.

Ganz wichtig ist es dabei, sich Zeit zu nehmen, und den Pflanzen mit Liebe und Dankbarkeit zu begegnen.

Wurzeln hingegen können problemlos an der Sonne getrocknet werden. Sie werden nach der Ernte gewaschen und dann der Länge nach halbiert und zu 1 bis 2 mm große Stückchen geschnitten.
Nach der Trocknung füllen Sie die Heilkräuter am besten in dunkle Gläser, keinesfalls in Metallgefäße. Locker einfüllen. Die Lagerung sollte trocken und gleichbleibend temperiert erfolgen.

Darreichungsformen

Es gibt viele Möglichkeiten, die heilenden Wirkstoffe der Pflanzen aufzunehmen: Fertigpräparate, Tinkturen oder Heiltees – es findet sich das Richtige für jeden Geschmack und jede Lebenssituation.

Manchmal haben wir einfach nicht die Zeit, aufwendige Rezepturen zuzubereiten – weil die Beschwerde uns plötzlich überrascht oder einfach, weil wir gerade zu viel zu tun haben. Oder vielleicht sind wir auch ganz neu auf dem Gebiet der Naturheilkunde und fühlen uns noch unsicher. Fertigpräparate und Urtinkturen aus der Apotheke sind gute Erste-Hilfe-Mittel oder »Einsteigerpräparate«.

Grundsätzlich sind alle hier vorgestellten Möglichkeiten gleichwertig. Denken Sie aber daran, dass das Zubereiten von Heilpflanzen-Rezepten selbst schon wirksam ist, als »Zeit für mich«, die ich mir nehme, um in mich hineinzuhorchen, um mir Gutes zu tun.

Heiltees

Schon ihre Zubereitung bedeutet, innezuhalten und sich selbst und dem eigenen Wohlergehen Zeit zu nehmen. Das ist ein »Zeit-für-mich-Ritual«, was sehr wichtig ist. Ich empfehle im Laufe dieses Buches vor allem aus diesen Gründen viele Tees anstatt anderer Zubereitungsformen.
Heiltees bestehen meist aus den getrockneten Pflanzenwirkstoffen. Wenn Sie die frischen Pflanzenteile verwenden, sollten Sie etwa die doppelte Menge Heilkraut auf die selbe Menge Wasser geben.

Grundrezept Heiltee

Wenn nicht anders angegeben, 1 bis 2 gehäufte Teelöffel des Krauts mit 250 ml Wasser übergießen. Das Wasser sollte zuvor gekocht haben und auf 70 bis 80 °C abgekühlt sein. 10 Minuten ziehen lassen, abseihen und genießen.
Manchmal werden die Pflanzenteile vor dem Erhitzen in kaltem Wasser angesetzt. Dadurch bleiben gerade Schleimstoffe, wie in der Malve oder im Spitzwegerich, besser erhalten.

250 ml entsprechen einer großen Tasse. Die Rezepte im Buch sind immer für eine Portion (kleine oder große Tasse), da die Inhaltsstoffe nur frisch zubereitet optimal ihre Wirkung tun können. Ätherische Öle verfliegen beispielsweise sehr leicht.

Tinkturen

Tinkturen sind sehr wirksame Extraktarzneien, die sich auch leicht anwenden lassen, wenn wir auf Reisen sind oder tagsüber außer Haus berufstätig. Sie werden aus den klein geschnittenen, getrockneten Pflanzenbestandteilen hergestellt.

Grundrezept Tinktur

1 Teil getrocknete Pflanzenteile * 5–10 Teile Alkohol

Als Alkohol für die Hausapotheke haben sich relativ geschmacksneutrale Hochprozentler wie Wodka oder Doppelkorn bewährt. Ich nehme gerne auch Obstler, die unsere Nachbarn aus eigenem Obst selbst brennen.

1 Die Heilpflanzenmischung in ein großes verschließbares Glas geben und mit Alkohol übergießen.
2 Ungefähr 3 Wochen unter täglichem Schütteln ziehen lassen, dann abseihen und die Tinktur in dunkle Fläschchen abfüllen.

* **Kühl und dunkel gelagert bis zu einem Jahr haltbar und wirksam.**

Frischpflanzenauszüge

Hier werden die frischen Pflanzen mit Wasser oder Alkohol angesetzt. Sie enthalten noch das volle Aroma der Pflanzen.
Die Zubereitung mit Wasser empfiehlt sich insbesondere bei schleimhaltigen Pflanzen wie Malve oder Spitzwegerich, weil die Schleimstoffe durch Erwärmung verkleben und unwirksam werden.

Grundrezept Frischpflanzenauszug

1 Teil frische Heilpflanzen * 1 Teil abgekochtes kaltes Wasser oder 5 Teile Alkohol (70-prozentig)

1 Die klein geschnittenen Pflanzenteile in einem großen Glas mit Wasser oder Alkohol ansetzen.
2 Den Wasseransatz nach einigen Stunden abfiltern und maximal 5 Tage im Kühlschrank aufbewahren. Der Alkoholauszug muss 5 bis 10 Tage ziehen und ist dann etwa 1 Jahr haltbar.

Urtinkturen

Urtinkturen werden aus Frischpflanzen-Presssaft gewonnen, der im Verhältnis 1:1 mit Alkohol verdünnt wird. Sie gehen auf die Arzneimittelzubereitungs-Vorschriften des Homöopathie-Begründers und Heilpflanzenkenners Samuel Hahnemann zurück und sind, wenn nach diesen strengen Kriterien, also vorwiegend von Hand, gearbeitet worden ist, hoch wirksam.

Urtinkturen sind als fertige Lösungen ideal für Anfänger und wenn die Zeit mal knapp ist. Viele Frauen sind auch beruflich sehr eingespannt, pendeln vielleicht auch noch, sodass ihnen einfach wenig Zeit bleibt. Da sind Urtinkturen ideal. Auch für Schülerinnen mit Periodenschmerzen eine tolle Sache: Das Fläschchen mit der Urtinktur findet in jeder Schultasche wie in jeder Handtasche Platz.

Die Verordnung von Urtinkturen schätze ich sehr. Ihre Qualität und Wirkstoffkonzentration ist sicher und verlässlich, was für Heiltees nur dann gilt, wenn wir erfahrene Sammlerinnen sind oder uns auf unsere Bezugsquelle verlassen können.

Manche Pflanzen sind auch schwer zu sammeln, wie zum Beispiel die Blätter der Esche oder auch Tausendgüldenkraut, das unter Naturschutz steht und bei uns nicht gepflückt werden darf.

Von der Qualität der Urtinkturen der Firma Ceres durfte ich mich in besonderer Weise überzeugen und arbeite bevorzugt mit diesen. Andere Firmen stellen ebenfalls wunderbare Urtinkturen her.

Pflanzliche Fertigarzneimittel

Pflanzliche Präparate aus der Apotheke können eine gute Alternative sein. Wichtig ist es, dass auch hier bei der Herstellung achtungsvoll und sorgsam mit den Pflanzen umgegangen worden ist.

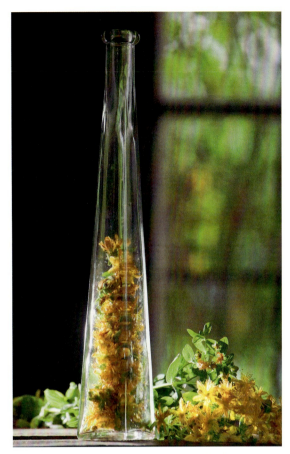

Tinkturen können mit getrockneten, aber auch frischen Pflanzenteilen angesetzt werden.

Sitzbäder

Sitzbäder sind gerade bei vaginalen Beschwerden und Unterleibsproblemen eine tolle Sache. Gebadet werden nur der Popo und der Unterleib, Füße, Beine und Oberkörper befinden sich nicht im Wasser. Ganz bequem geht das mit einer Sitzbadewanne, die es im Sanitätsfachhandel gibt. Oder Sie nehmen das Bidet oder die Badewanne zur Hilfe.

Die Badezusätze werden wie Heiltees zubereitet, allerdings höher dosiert. Je nach Sitzbadewanne brauchen Sie mindestens fünf Liter Badeflüssigkeit.

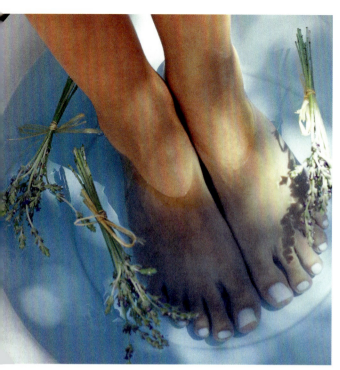

Fußbäder wirken bei vielen Unterleibsbeschwerden wohltuend und heilsam.

Grundrezept Sitzbad

Für 5 Liter Badeflüssigkeit

Bereiten Sie einen sehr hoch konzentrierten Sud aus 4 Esslöffeln Heilkraut und 1 Liter kochendem Wasser. 10 Minuten ziehen lassen, absieben und mit 4 Litern angenehm körperwarmem Wasser verdünnen.

✴ **Das Sitzbad sollte ungefähr zwanzig Minuten dauern. Danach ist es wichtig, die Haut an der Luft zu trocknen und nicht mit einem Handtuch abzurubbeln.**

Wenn möglich, für eine weitere halbe Stunde weiter ruhen. Am besten legen Sie sich dazu einfach ins Bett, vielleicht sogar mit einer Wärmflasche. Sehr angenehm!

Fußbäder

Fußbäder wirken ungemein kräftigend und heilsam bei allen Unterleibsbeschwerden. Ein absolutes Muss sind sie bei Blasenentzündungen.

Eine besonders wirkungsvolle Form sind die ansteigenden Fußbäder, bei denen man zunächst mit lauwarmem Wasser beginnt, und dann langsam nach und nach heißes Wasser zugießt.

Grundrezept Fußbad

Für 5 Liter Badeflüssigkeit

Kochen Sie einen sehr hoch konzentrierten Sud aus 4 Esslöffeln Heilkraut und 1 Liter Wasser. 10 Minuten ziehen lassen, absieben und mit 4 Litern wohltemperiertem (37 °C) Wasser verdünnen.

✴ **Die Dauer richtet sich immer nach dem Wohlgefühl, etwa eine halbe Stunde bis maximal eine Stunde ist empfehlenswert.**

Auflagen

Auflagen gehören zu den äußerlichen Heilpflanzenanwendungen. Die Wirkortnähe zum Beispiel von Auflagen auf den Unterleib bei Gebärmuttermyomen, Eierstockzysten oder Endometriose führt zu schneller und intensiver Heilwirkung genau da, wo sie gewünscht ist.

Auflagen können zum Beispiel aus in einen kräftigen Heilpflanzentee (4 Esslöffel Pflanzenmischung auf 1 Liter Wasser) getauchten weichen Baumwolltüchern bestehen, die für 15 bis 45 Minuten auf die zu behandelnde Körperstelle aufgelegt werden. Wärme, beispielsweise durch eine Wärmflasche, kann die Wirkung unterstützen. Am besten täglich, mindestens aber mehrmals pro Woche anwenden.

Heilpflanzen richtig anwenden

Die Symptome richtig deuten – Wann darf ich mich selbst natürlich behandeln?

Grundsätzlich ist die Anwendung von Heilpflanzen immer möglich. Sie kann nach Absprache, wenn medizinisches Handeln erforderlich ist, auch begleitend erfolgen.

In jedem Fall, in dem es sich nicht nur um Störungen meines Befindens handelt, sondern um bedrohliche oder auch nur unklare Gesundheitszustände, muss immer zunächst ein Arzt zurate gezogen werden. Wichtige Hinweiszeichen für eine notwendige medizinische Abklärung sind:

- Schmerzen, die ich so nicht kenne
- Fieber
- Blutungen außer der Reihe
- schlechtes Allgemeinbefinden

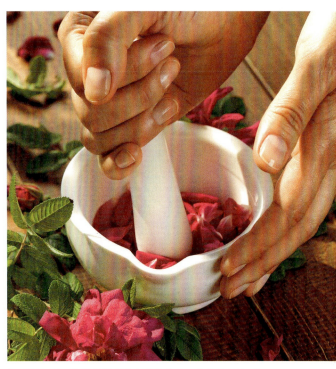

Der Umgang mit Heilpflanzen ist fast ebenso heilsam wie die vielen wunderbaren Inhaltsstoffe.

In der alphabetischen Symptomtabelle auf Seite 154 finden Sie zu jeder Beschwerde die passenden heilwirksamen Pflanzen und den Verweis auf die Rezepte und Tipps in den einzelnen Kapiteln. Nicht alle Themen können in diesem Buch dargestellt werden, die Möglichkeiten der Pflanzenheilkunde in der wundervollen Zeit der Schwangerschaft und Stillzeit beispielsweise würden ein eigenes Buch füllen. Und manche Krankheiten, die uns im Laufe unseres Lebens vielleicht begegnen, können und sollten nur zusammen mit erfahrenen integrativ arbeitenden Ärzten natürlich begleitet werden.

Die Anwendungsdauer – Geben Sie den Kräutern und sich Zeit

Jede Heilpflanzenkur sollte immer über drei bis sechs Wochen durchgeführt werden. Heilpflanzen brauchen ihre Zeit, ehe sie ihre Wirkung voll entfalten können, mit wenigen Tagen ist es gerade bei schon länger bestehenden Beschwerden nicht getan.

Die Geduld lohnt sich: Die regulierende Kraft der Wirkstoffe beseitigt nicht nur die lästigen Symptome, sondern stellt das grundlegende Gleichgewicht wieder her und sorgt für dauerhaftes Wohlbefinden. Das ist gerade bei Beschwerden wie Vaginalinfektionen oder Blasenentzündungen, die dazu neigen, wiederzukehren und chronisch zu werden, ganz wichtig. Länger als sechs Wochen sollte man keine Heilpflanze anwenden, ohne dies mit jemandem abgesprochen zu haben, der kräuterkundig ist. Gerade weil Pflanzen so stark wirksam sind, könnten sie auch Nebenwirkungen entfalten, wenn wir sie zu lange oder auch zu hoch dosiert einnehmen.

Heilpflanzen in der Schwangerschaft

Generell sollten Schwangere das Trinken von Kräutertees abwechslungsreich gestalten und nicht die gleiche Pflanze über eine längere Zeit anwenden. Früchtetees sind sicher unbedenklich, wenn die getrockneten Früchte aus gesundem und nicht belastetem Anbau stammen. Ebenfalls unbedenklich ist die Anwendung homöopathischer Globuli in der Schwangerschaft, bei einigen Ausgangsstoffen dürfen allerdings auch hier weder Tiefpotenzen noch stoffliche Verabreichungen Anwendung finden, um das Baby nicht eventuell zu gefährden.

Heilkräuter, die in der Schwangerschaft gefährlich sein können

Liebstöckel, Petersilie, Wacholder und **Bärentraube**, die harntreibend und die Niere reizend wirken.

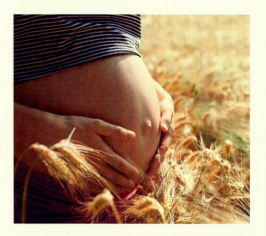

Beifuß, Liebstöckel, Polei-Minze, Rosmarin und **Wermut**, die den Blutfluss anregen, und damit Blutungen auslösen können.
Bärlauch, Knoblauch oder **Koriander**, die abgelagerte Schwermetalle im Organismus mobilisieren können. Diese könnten das ungeborene Baby belasten und schädigen.
Basilikum, Beifuß, Berberitze, Blutwurz und **Schöllkraut** können vorzeitige Wehentätigkeit auslösen.

Beifuß, Frauenmantel und **Schafgarbe** finden, wenn überhaupt, nur nach Absprache mit der Hebamme oder Frauenärztin Verwendung. Beifuß wird beispielsweise benutzt, um Fußreflexzonen äußerlich zu stimulieren, wenn man das Baby zur Drehung aus der Beckenendlage einladen möchte.

Verboten sind alle hormonartig wirkenden Heilpflanzen, wie **Rotklee, Soja** oder **Yamswurzel**.
Zudem: **Wacholder, Bärentraube, Rosmarin** und **Wermut, Berberitze, Blutwurz, Poleiminze** und **Schöllkraut**.

In kleinen Mengen gelegentlich als Gewürz erlaubt

Liebstöckel, Petersilie, Bärlauch, Knoblauch, Koriander und **Basilikum**

Arzneilich wirksame Heilpflanzen in der Schwangerschaft – mit Vorsicht genossen sehr hilfreich

Viele Heilpflanzen können, zum richtigen Zeitpunkt und mit Bedacht eingesetzt, sehr hilfreich sein. Eine naturheilkundlich ausgebildete Hebamme kann Sie hierzu individuell beraten und begleiten.

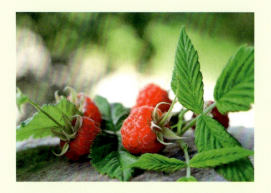

Anis, Bockshornklee, Echtes Eisenkraut und **Himbeerblätter** können in höherer Dosierung die Gebärmutter stimulieren und dürfen darum erst gegen Ende der Schwangerschaft Verwendung finden. Dann können Sie aber den Geburtsverlauf sehr positiv beeinflussen, indem sie die Wehentätigkeit unterstützen. Himbeerblättertee ist der klassische Geburtstee, wie ihn Hebammen empfehlen.

Myrrhe kennen wir zur Pflege und Heilung der Mundschleimhaut. In der Schwangerschaft sollte man, weil die Gefahr der Auslösung vorzeitiger Wehentätigkeit besteht, die Spülungen sicherheitshalber lieber nicht herunterschlucken, sondern ausspucken, und auch nicht regelmäßig anwenden.

Passionsblume wirkt beruhigend, angstlösend und schlaffördernd. In niedriger Dosierung kann sie in der Schwangerschaft verwendet werden. In sehr hoher Dosierung könnte auch sie die Gebärmutter aktivieren und vorzeitige Wehen auslösen.

Salbei hemmt die Milchbildung, darum Vorsicht in der Stillzeit. Diese Wirkung kann, wenn der Milchfluss zu reichlich ist, natürlich ein großer Segen sein. In der Schwangerschaft als Gewürz, Hustenbonbon oder gelegentlich getrunkener dünn gezogener Tee kein Problem, aber bitte aufgrund des Thujongehaltes nicht regelmäßig in hoher Dosis.

Alle typischen Frauenkräuter wie **Beifuß** während der Schwangerschaft besser nicht verwenden, weil sie die Aktivität der Gebärmutter anregen könnten, siehe Seite 30. Sie werden aber wie Frauenmantel und Schafgarbe seit je eingesetzt, um die Geburt selbst zu unterstützen.

Zimt wirkt unterstützend bei diabetischer Stoffwechsellage, kann aber in hoher Dosierung ebenfalls vorzeitige Wehen auslösen. Sehr sparsamer Einsatz ist dementsprechend in der Schwangerschaft gefragt.

Tipp: Besser zur Diabetesbehandlung in der Schwangerschaft ist ein Tee aus Heidelbeerblättern geeignet: Übergießen Sie für 1 große Tasse 1 gehäuften Teelöffel Heidelbeerblätter mit 250 ml Wasser, das zuvor gekocht hat. Nach 10 Minuten abfiltern. Täglich eine Tasse genießen.

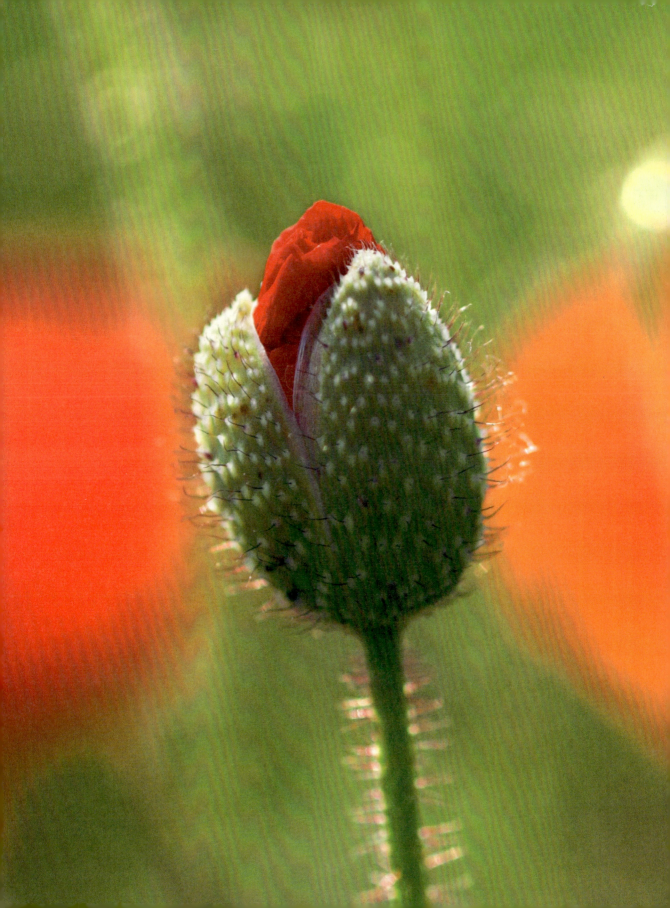

Erblühende Weiblichkeit

In der Pubertät wird das Mädchen körperlich und seelisch zur Frau. Mit und in dieser ersten großen Verwandlung ändert sich unser Körper tief greifend, er braucht ab jetzt besondere Pflege und Hilfe aus der Natur – für typische »Frauenleiden« und um die Balance zu finden.

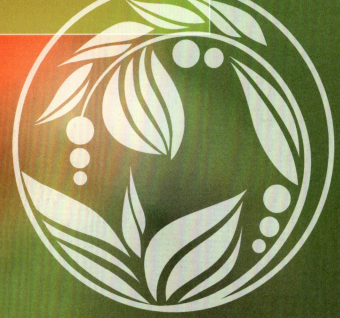

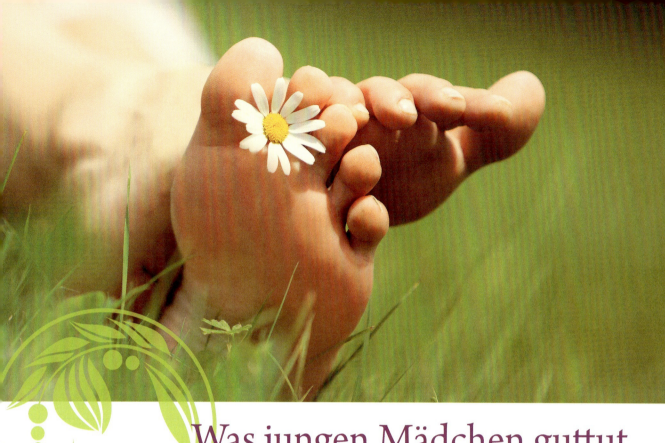

Was jungen Mädchen guttut

Die Verwandlung vom Mädchen zur Frau ist so tief greifend, wie wohl kaum eine andere Erfahrung im Leben. »Pubertät ist, wenn die Eltern spinnen« – so erleben es zumindest die jungen Frauen. Verständnis und Raum für diese Verwandlung sind die besten »Heilmittel«.

Gesteuert wird die wundersame Verwandlung hin zur erblühten Weiblichkeit und Fruchtbarkeit von einem komplexen Regelsystem, an dem Hirnanhangsdrüse, Hypophyse genannt, Nebennierenrinden und indirekt auch die Schilddrüse und die Psyche beteiligt sind. Die Prozesse sind genetisch festgelegt.

Das hormonelle Regelsystem läuft selten von Anfang an rund, Schwankungen sind gerade in den ersten Jahren des Menstruierens sehr normal. Auch sind vor allem in den ersten zwei Jahren des Menstruierens die Blutungen oft noch unregelmäßig. Längere Abstände sind gerade am Anfang normal, auch können sehr starke Blutungen auftreten, wenn im Zyklus zwar eine Eizellreifung begonnen worden ist, aber nicht zustande kam. Es fehlt dann der ausgleichende Einfluss des Gelbkörperhormons in der zweiten Zyklushälfte, und es kommt zu einem überstarken Aufbau der Gebärmutterschleimhaut. Ein solcher Zyklus ohne Eisprung kann übrigens auch ab Ende 30 wieder häufiger vorkommen. Die Folgen sind eine sehr starke Blutung, zumeist nach einem deutlich zu kurzen oder auch zu langen Zyklus. Weitere Anzeichen des »unrund« laufenden Zyklus sind Stimmungsschwankungen, Akne und fettige Haare.

Verständnis und Raum

Gesundheitliche und seelische Stabilität hat sehr viel mit funktionierenden Regelkreisläufen zu tun. Unser Hormonhaushalt ist, ähnlich wie der faszinierende Mechanismus im Inneren einer Uhr, hoch kompliziert. Je weniger äußerer Druck auf der heranwachsenden jungen Frau lastet, je weniger Rollen- und Leistungserwartungen an sie gestellt werden, umso leichter können sich diese Regelkreisläufe einspielen. Das ist in Zeiten von G8-Gymnasium und ständiger Reizüberflutung durch Internet und soziale Netzwerke oft gar nicht so einfach.

Dem Neuen Raum und Zeit geben, sich einzuspielen.

Vertrauen in die natürlichen Körperabläufe gewinnen ist die wichtigste Devise. Auch eine gynäkologische Begleitung sollte davon getragen sein. Junge Mädchen brauchen nur dann eine gynäkologische Untersuchung, wenn es einen begründeten Verdacht auf ein Problem gibt. Der weibliche Körper muss nicht von Anfang an überwacht und untersucht werden. Vielmehr ist es gerade zu Beginn des Frauenlebens ganz wichtig, gute und erfahrene Ratgeber zu haben. Das kann die Mutter, die ältere Schwester oder die beste Freundin sein. Und das sollte auch die Frauenärztin sein, die vielleicht zunächst einmal nur zum Kennenlernen und Besprechen der eigenen Situation aufgesucht wird. Sie kann die Menstruationsabläufe erklären und über Verhütung und sonstige Empfehlungen wie mögliche Impfungen informieren. Meine Erfahrung ist, dass junge Frauen eigentlich alles wissen, es ihnen aber schwerfällt, dieses Wissen auf sich selbst und den eigenen Körper zu beziehen. Das Führen eines Menstruationskalenders kann dabei sehr hilfreich sein.

Der ganz eigene Weg

»Endlich gehöre auch ich dazu. Heute habe ich zum ersten Mal meine Periode bekommen.« – Die Menstruation, von vielen jungen Mädchen als äußeres Zeichen des Erwachsen-Werdens lange herbeigesehnt, wird manchmal allzu schnell zum Fluch, den man gerne wieder loswerden möchte, wenn Beschwerden »die Tage« zur Qual machen. Schön ist es, wenn auch junge Mädchen schon Hilfe und Anregungen bekommen, »die Tage« zu ihren Tagen zu machen, sie als ihre ganz eigene Zeit für sich entdecken können. Schon das Führen eines Zykluskalenders oder einer Menstruations-App kann helfen, den ganz eigenen Rhythmus für sich zu entdecken. Der Rat der Mütter ist in diesen Jahren oft wenig gefragt. Zu gut kenne ich den empörten Ausruf meiner Tochter: »Mama, du bist schon wieder übergriffig!«, wenn ich ungefragt meine Meinung zu fraulichen Themen äußere. Wir haben aber den für uns beide guten Weg gefunden, dass sie mich einfach fragt, wenn sie etwas wissen möchte. Und oft befolgt sie meinen Rat dann gerne und schätzt meine Meinung sehr.

Für den Körper und die Seele ist die Menstruation eine Auszeit, eine Zeit, in der wir nicht ganz so funktionieren können, wie wir es sonst gewohnt sind. Ruhe, Wärme und Entspannung tun sehr gut und sind alleine schon Hilfe gegen viele Beschwerden. Auch eine zumindest in diesen Tagen maßvolle, ausgewogene und gesunde Ernährung ist sehr hilfreich. Fastfood, Süßigkeiten, ein Übermaß an Milchprodukten und Fleisch tun hingegen gar nicht gut, weil sie den Organismus zusätzlich belasten. Bewegung ist ein weiteres Allheilmittel. Nachweislich helfen regelmäßige Bewegung und Ausdauersport gegen Menstruationsschmerzen und für einen stabilen Zyklus. Das gilt auch für die Zeit der Menstruation selbst.

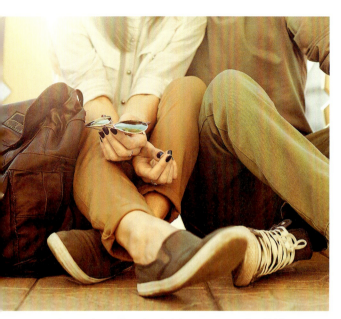

Immer, besonders aber bei den ersten sexuellen Erfahrungen sind Zeit und Herz die wichtigsten »Lustfaktoren«.

Sexualität und Verhütung

Das Hineinwachsen und erste Erleben der »schönsten Sache der Welt« hat auch in Zeiten von Internet und sozialen Netzwerken nichts an Spannung verloren. Doch sogar hier hat ein Leistungsdenken Einzug gehalten. Gerade auch in Sachen sexuelle Lust ist aber noch kein Meister vom Himmel gefallen. Viele junge Frauen erleben den ersten Sex zwar als etwas Schönes und Aufregendes, kommen aber nicht zum Höhepunkt. Das ist völlig normal. Weibliche Sexualität ist sehr vielschichtig. Immer wollen auch Herz und Seele ihren Platz haben. Je besser ich weiß, wer ich bin und was mir Freude macht, umso leichter wird es, Sexualität selbstbestimmt und lustvoll zu erleben. Das gelingt mit zunehmenden Lebensjahren immer besser, einfach weil Körpergefühl und Selbstbewusstsein wachsen. An dem schönen Satz »Weibliche Sexualität wird erst ab 40 richtig gut« ist sicher etwas dran. – Das heißt natürlich nicht, dass es nicht auch vorher sehr schön sein kann.

Die Entdeckung von Langsamkeit und Behutsamkeit ist hierfür eine ganz wichtige Voraussetzung. Auch wenn Altersgenossinnen mit unglaublichen Geschichten von den tollen Erlebnissen aufwarten, darf ich mir meine Zeit nehmen und in Ruhe herausfinden, was mir Lust macht und wo meine Grenzen sind. Es gilt, eine große Zauberwelt zu entdecken, und das geht nicht mit einem Mal.

Weibliche Sexualität ist sehr vielschichtig. Immer wollen auch Herz und Seele ihren Platz haben.

Die meisten jungen Frauen entscheiden sich zunächst für die Pille. Das ist auch sicher gut so, weil natürlich das Verhüten einer ungeplanten Schwangerschaft gerade im Teenageralter oberste Priorität hat. Und es ist auch darum gut, weil das Hineinwachsen in das Zauberland Sexualität eine solche Herausforderung und Aufregung bedeutet, dass viele es vielleicht nicht auch noch schaffen würden, ihre fruchtbaren Tage herauszufinden und konsequent mechanisch zu verhüten. Auch ist das bei einem noch unregelmäßigen Zyklus schwierig. Eine sichere und bequeme Verhütung, an die man im Augenblick der Sexualität nicht auch noch denken muss, schafft Raum, um zu experimentieren und in die große weite Welt der Sexualität hineinzuwachsen. Trotzdem ist es gut, von Anfang an zu bedenken, dass man für diese Sicherheit und Bequemlichkeit immer auch einen Preis zahlt.

Ab dem 16. Lebensjahr dürfen junge Frauen alleine entscheiden, ob sie die Pille nehmen möchten. Ist Verhütung aber schon früher ein Thema, ist es wünschenswert, dass die Eltern einverstanden sind.

»Natürlich nehme ich die Pille!«

Immer die beste Lösung für Frauen, die sicher noch nicht schwanger werden wollen?

Die Pille besteht aus chemisch hergestellten Hormonen, die die körpereigene Hormonproduktion unterdrücken und die zum Zyklus und zur Fruchtbarkeit führenden Regelkreisläufe ausschalten.

Das kann, gerade wenn die Eigenregulation noch nicht stabil war, manchmal folgenschwer sein, weil nämlich in späteren Jahren, nach Absetzen der Pille, die Probleme wieder da sind und dann vielleicht einem Kinderwunsch im Wege stehen. Darum ist es ganz wichtig, die Pille erst dann einzunehmen, wenn sich schon ein eigener regelmäßiger Rhythmus eingestellt hat, was meistens nach zwei bis drei Jahren der Fall ist.

Auch haben chemische Hormone immer Nebenwirkungen, insbesondere ein erhöhtes Risiko für Thrombosen Blutgerinnsel. Der Verordnung der Pille muss also immer eine ausführliche medizinische Beratung und Risikoabschätzung vorangehen.

Und der berühmte Satz »Ich nehme die Pille und würde sie nicht mehr brauchen« gilt auch heute, trotz besser dosierter Hormonmengen, wie eh und je. Viele Frauen erleben sich mit der Pille als lustlos oder leiden unter Depressionen, Antriebsschwäche und Stimmungsschwankungen. Vielleicht zeigt uns unser Körper auf diese Weise an, dass die Pille für uns doch nicht das Richtigste ist.

Viele Frauen sind relativ bald »pillenmüde« und suchen nach Alternativen. Es gibt heutzutage viele gute Möglichkeiten, zum Beispiel Verhütungscomputer, die auf dem Messen der Basaltemperatur, der morgendlichen Körperkerntemperatur, die nach dem Eisprung deutlich ansteigt, oder auf Hormonmessungen aus dem Morgenurin beruhen. Es lohnt sich, sich von der Frauenärztin ausführlich beraten zu lassen. Nicht zuletzt macht es große Freude, den eigenen Körper besser kennen- und verstehen zu lernen.

Ganz wichtig: Kondome schützen vor Geschlechtskrankheiten! Nie »ohne«, wenn ich meinen Partner nicht wirklich gut kenne. Gegen HPV, HIV, Chlamydien, Herpes & Co. ist kein Kraut gewachsen, da hilft, wenn überhaupt, nur noch Chemie.

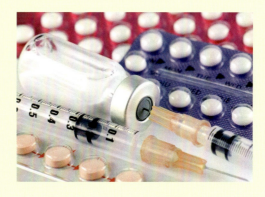

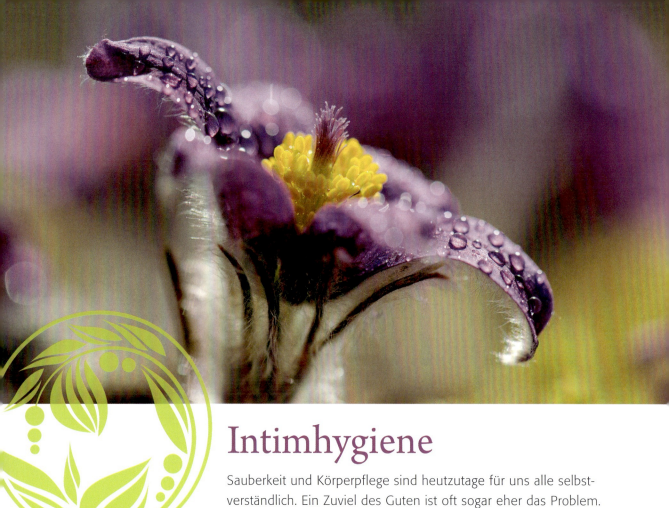

Intimhygiene

Sauberkeit und Körperpflege sind heutzutage für uns alle selbstverständlich. Ein Zuviel des Guten ist oft sogar eher das Problem. Wissenswertes zur richtigen intimen Pflege und Erste Hilfe bei alltäglichen Problemen finden Sie hier.

Ständiges Waschen mit Duschgelen, die viele chemische Zusatzstoffe wie Duftstoffe und Konservierungsmittel enthalten, greift die natürliche Bakterienflora im Intimbereich an und erleichtert so Pilzinfektionen und Beschwerden durch ein Überwuchern sonstiger Bakterien. Die natürliche Besiedlung der Vaginalschleimhaut besteht aus Milchsäurebakterien, die einen sehr hilfreichen Säureschutzmantel für die Haut und Schleimhaut darstellen. Waschgele auf Milchsäurebasis unterstützen diese natürliche Gesunderhaltung. Wichtig ist, dass diese im pH-Bereich (< 4,0) dem sauren Milieu der Vaginalschleimhaut angepasst sind, um die natürliche Flora optimal zu unterstützen. Verzicht auf chemische Zusätze, Parfümierung und Konservierungsmittel ist selbstverständlich besser. Toll sind Milchsäure-Waschgele mit Pflanzenzusätzen, wie zum Beispiel Aloe vera oder Thymian. Unbedingt ausprobieren, Sie finden bestimmt das für Sie Richtige!

So attraktiv Unterwäsche aus Synthetik auch sein kann, gesünder ist Baumwollwäsche, die man auch besser waschen kann. Synthetikunterwäsche ist Reizwäsche im wahrsten Sinne des Wortes, darauf sollte besser verzichtet werden.

Hygieneartikel

Kleine Tampons können auch junge Mädchen schon gut verwenden. Binden sind aber mindestens so gut. Bei diesen Pflegeprodukten ist es sinnvoll zu beachten, dass meist chemisch gebleichte Baumwolle verwendet wird. Diese sollte nicht länger als nötig mit unserer empfindlichen Innenhaut in Berührung sein. Ein regelmäßiges Wechseln der Tampons ist darum ganz wichtig. Das ständige Tragen von Slipeinlagen kann zu Reizungen und sogar allergischen Reaktionen der Haut im Intimbereich führen. Oft ist es besser, die Unterwäsche häufiger zu wechseln.

Weißfluss und Ausfluss

Die Zellen der vaginalen Schleimhaut werden unter Östrogeneinfluss aufgebaut und stärker durchblutet. Das, was wir als Ausfluss erleben, sind Stoffwechselprodukte dieser Zellen, ein natürlicher Vorgang, der mit zur Befeuchtung der Schleimhaut und zu einem guten Milieu für die Milchsäureflora beiträgt.
Gerade in der Zeit vor der Periode ist dieser Ausfluss oft vermehrt und manchmal auch irritierend oder einfach störend. Solange kein Juckreiz und keine Verfärbung bestehen und der Ausfluss nicht unangenehm riecht, handelt es sich um ein rein hormonelles Problem oder um eine individuelle Besonderheit, so wie Menschen auch unterschiedlich stark schwitzen. Es gilt: »Normal ist, was nicht stört.« Falls durch übertriebene Reinigung mit herkömmlichen Duschgelen oder andere Irritationen der empfindliche Säureschutzmantel allerdings gestört wurde und sich der normalerweise klare und geruchlose Ausfluss verändert, vielleicht auch der Verdacht auf eine Infektion besteht, finden Sie alle wichtigen Informationen und natürliche Hilfe im Kapitel »Vaginalinfekte« ab Seite 101.

Menstruationstassen

Ein wiederverwendbarer Becher aus weichem Silikon statt Tampon, das ist eine spannende Sache. Dadurch, dass die Flüssigkeit aufgesammelt wird, findet keine Austrocknung der Vaginalschleimhaut statt. Anhängerinnen finden den Tragekomfort unübertroffen. Keine Frage: Die Menstruationstasse ist ganz sicher nicht jederfraus Sache. Aber definitiv einen Versuch wert. Infos zum Beispiel unter www.menstruationstasse.net

Frauenkräuter bei übermäßigem Ausfluss

Frauenmantel *(Alchemilla vulgaris)* wirkt entzündungshemmend und hormonell regulierend. Er ist, als Sitzbad, Urtinktur oder Heiltee, ein altbekanntes Mittel gegen Weißfluss.

Weiße Taubnessel *(Lamium album)* wirkt entzündungshemmend und spezifisch gegen die östrogenbedingt verstärkte Sekretion der Vaginalepithelien. Die Blüten der Taubnessel sind ein Wunderheilmittel bei Ausfluss. Sie schmeckt als Tee gar köstlich, unbedingt probieren!
Als Urtinktur lässt sie sich schnell und unkompliziert anwenden.

Küchenschelle *(Pulsatilla vulgaris)* wirkt unverdünnt hautreizend und ist giftig. Stark verdünnt in homöopathischen Präparaten, am besten Globuli, wirkt sie bei Entzündungen, besonders auch bei starkem oder verfärbtem Ausfluss.
Nie in der Schwangerschaft anwenden!

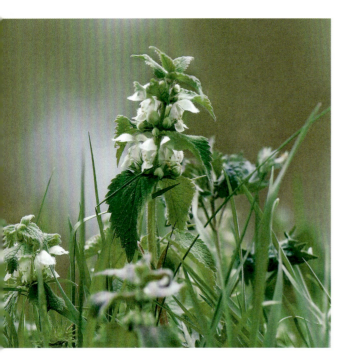

Die Blüten der Weißen Taubnessel wirken innerlich und äußerlich regulierend auf die Vaginalschleimhaut.

Taubnesseltinktur

Bei Weißfluss

1 Teil frische Taubnesselblüten * 1 Teil Alkohol

1 Geben Sie die Taubnesselblüten ohne Grün in ein verschließbares Glas und übergießen Sie diese mit hochprozentigem Alkohol, z. B. Obstler, sodass die Blüten gut bedeckt sind.
2 Diese Mischung 14 Tage in der Wärme stehen lassen. Dann abfiltern und in einer dunklen Flasche maximal 3 Monate aufbewahren.
* Über 6 Wochen 2- bis 3-mal täglich jeweils 5 bis 10 Tropfen (Vorsicht: Alkohol!) einnehmen. Bei nur vorübergehender Besserung nach einigen Wochen nochmals wiederholen.

Frauenmantel-Taubnessel-Spülungen

Bei Weißfluss

2 Teile Frauenmantelkraut * 1 Teil frische Taubnesselblüten

1 Einen starken Sud herstellen, indem Sie 2 Esslöffel dieser Mischung mit 500 ml Wasser übergießen, das zuvor gekocht hat. 10 Minuten ziehen lassen. Dann durch ein feines Tuch abseihen, sodass keine Pflanzenreste in der Lösung zurückbleiben.
2 Den Sud auf circa 30 °C abkühlen lassen und mit Hilfe einer Vaginaldusche (z. B. von Multigyn) zur Scheidenspülung verwenden. Am besten über dem Bidet oder der Dusch-/Badewanne durchführen. Hinterher mit klarem Wasser äußerlich abbrausen.
* Anfangs über 3 bis 5 Tage 1-mal täglich anwenden, danach nach Bedarf, circa 1- bis 2-mal pro Woche.

Frauenmantel-Taubnessel-Tee

Bei Weißfluss

2 Teile Frauenmantelkraut * 1 Teil frische Taubnesselblüten

Für eine große Tasse 1 bis 2 Teelöffel der Mischung mit 250 ml Wasser, das zuvor gekocht hat, überbrühen. 10 Minuten ziehen lassen, abseihen und genießen.
* Über 3 bis maximal 6 Wochen täglich 1 bis 2 Tassen trinken.

Auch reiner **Taubnesseltee** ist äußerst hilfreich. Sie können diesen in Dosierung und Anwendung genau wie die Mischung anwenden.

Geheimtipp Küchenschelle

Die Küchenschelle ist in homöopathischer Dosierung ein echter Geheimtipp gerade bei Ausfluss junger Mädchen noch vor der ersten Periodenblutung: Nehmen Sie Pulsatilla (z. B. DHU) in der Dosierung D6, 3-mal 5 Globuli am Tag oder in D12, 2-mal 5 Globuli pro Tag über 6 Wochen ein, dann eine Pause von mindestens vier Wochen machen. Eine Wiederholung ist möglich, meist aber nicht nötig. Küchenschellen stehen unter Naturschutz und sind in frischem Zustand giftig. Verdünnt und verschüttelt gemäß den Vorschriften zur Herstellung homöopathischer Arzneien ist die Einnahme bedenkenlos möglich, und die Erfolge sind oft wirklich fantastisch.

Pflege bei Intimrasur

Intimrasur halten gerade junge Frauen oft für unverzichtbar. Das ist sicher Geschmackssache. Das, was als schön gilt, ändert sich wie alle Moden immer wieder. Wir sollten in Ruhe herausfinden, was uns wirklich selbst gefällt.

Hilfreich ist hier zu wissen, dass das Rasieren natürlich oft zu kleinen Einschnitten an der Haut und Entzündungen führen kann. Das lässt sich je nach Hauttyp auch kaum vermeiden. Saubere Rasierer mit guten Klingen zu verwenden ist oberstes Gebot. Ebenso eine gute Pflege, zum Beispiel mit Cremes, die Ringelblume enthalten, oder das Benutzen eines Bio-Lavendel-Duschgels, was Reizung und Entzündung lindert. Wichtig ist: Nehmen Sie zur Reinigung des Intimbereichs Einmal-Waschlappen oder jedes Mal einen frischen Waschlappen, den Sie auskochen können. Ebenso ist grundsätzlich ein eigenes Handtuch für den Intimbereich sinnvoll. Und wenn möglich, sollten Sie gerade für die rasierten Areale jedes Mal ein frisches Handtuch verwenden.

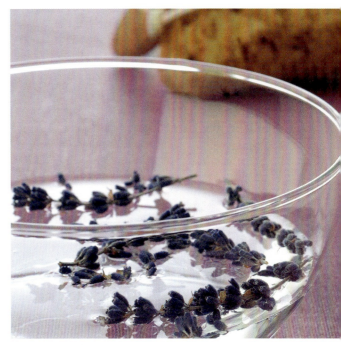

Das ätherische Öl der Lavendelblüten wirkt reinigend, desinfizierend und beruhigend.

Ringelblumen-Lavendel-Waschung

Bei Hautreizungen nach der Intimrasur

1 TL Lavendelblüten * 1 TL Ringelblumenblüten

1 Übergießen Sie die Blütenmischung mit 500 ml Wasser, das zuvor gekocht hat. 10 Minuten ziehen lassen, dann abseihen.
2 Den Pflanzensud zur flächigen Waschung der rasierten Bereiche oder zum Betupfen einzelner entzündeter Areale verwenden.
* Für eine optimale Wirkung den Sud zu jeder Rasur frisch herstellen.

Tipp: Eilige geben einfach einige Tropfen ätherisches Lavendelöl ins Waschwasser.

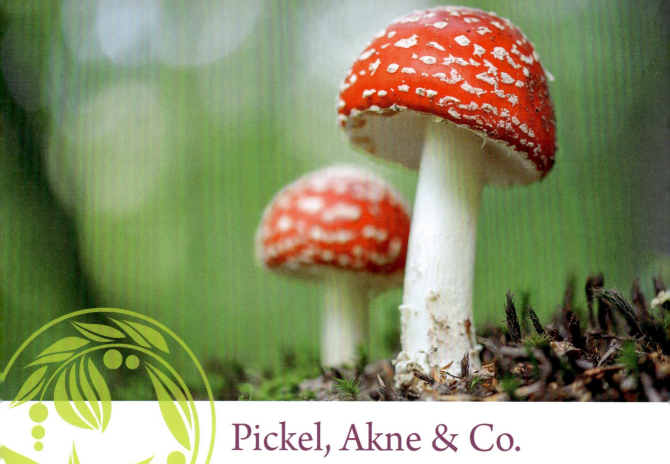

Pickel, Akne & Co.

Der Hormonhaushalt spielt verrückt, die Gefühle auch – und dazu kommen dann noch ungekannte Probleme mit Haut und Haar. Bis sich das Regelsystem vollständig eingespielt hat, und das braucht einfach seine Zeit, helfen auch Pflanzen.

Viele junge Frauen sind von Hautunreinheiten und Akne betroffen. An der Entstehung von Akne sind mehrere Faktoren beteiligt, viel ist letztlich genetisch gesteuert. In der Pubertät steigen die Spiegel weiblicher, aber auch männlicher Hormone stark an. Diese bewirken, dass die Talgdrüsen, die nahe den Haarbälgen der Haut liegen, vermehrt Talg produzieren. Es kommt dadurch bei fast allen jungen Menschen zu einer vorübergehenden Talgdrüsen-Überproduktion. Der Spuk ist spätestens dann vorbei, wenn sich das hormonelle Regelsystem vollständig eingespielt hat, was meistens bis spätestens Mitte 20 der Fall ist.

Normalerweise wird der Talg am Haar entlang an die Hautoberfläche transportiert. Diese verstopfen aber durch die vermehrte Hornbildung. Das führt zu den wohlbekannten Mitessern. Und wenn sich diese auch noch durch Hautbakterien, am häufigsten *Propionibacterium acnes,* entzünden, entstehen die Pickel und sogar Abszesse. Wichtig also: Bitte nicht mit scharfen Seifen waschen. Akne kommt nicht von zu wenig oder falschem Waschen, sondern von einem noch nicht ausgereiften hormonellen Regelsystem. Und manchmal auch, wie im Fall der Spätakne, von Stress. Also cool bleiben und entgiften.

Frauenkräuter bei Akne und unreiner Haut

Kapuzinerkresse *(Tropaeolum majus)* ist ein wunderbares »pflanzliches Antibiotikum« und hilft darum bei Akne sehr gut.

Birke *(Betula pendula)* unterstützt die Nierenfunktion, wirkt blutreinigend und entgiftend.

Stiefmütterchen *(Viola tricolor)* wirkt blutreinigend und hautverbessernd. Als Akne-Heilpflanze unschlagbar! Vorsicht: Vorgezogene Gartenformen aus Pflanzengroßmärkten sind nicht für Heilmittel geeignet. Wenn Sie selbst ernten wollen, nur die Blüten der selbst gesäten Pflanzen verwenden.

Ringelblume *(Calendula officinalis)* wirkt wundheilend, entzündungshemmend und blutreinigend.

Birken-Fußbad

Gegen Schweißfüße

Getrocknete Birkenblätter

Übergießen Sie 2 bis 3 Esslöffel getrocknete Birkenblätter mit einem Liter Wasser, das zuvor gekocht hat. 20 Minuten ziehen lassen, abgießen und in die Fußbadewanne geben. Mit kaltem Wasser nach Bedarf weiter auffüllen.

* Für einige Zeit die Füße täglich mindestens 10 Minuten in Birke zu baden wirkt Wunder gegen unliebsame Gerüche!

Eine ebenso gute Wirkung zeigen Fußbäder mit Lavendel- oder Salbeiblüten sowie Rosmarinnadeln. Probieren Sie aus, was Ihnen am besten hilft.

Kapuzinerkresse in Drageeform

Bei lästiger, insbesondere stark entzündeter Akne

Zum Beispiel Angocin Anti-Infekt N Tabletten (Repha GmbH). Das Präparat enthält zusätzlich Meerrettichwurzel. Vorsicht: Unverträglichkeiten sind möglich. Seltene Nebenwirkungen sind zum Beispiel Magen-Darm-Beschwerden.

* 3-mal täglich jeweils 2 Dragees über 2 bis 3 Monate einnehmen.

Beauty-Food mit Kapuzinerkresse

Kapuzinerkresse schmeckt herrlich würzig, und die Blüten sind wunderschön anzusehen. Blätter wie Blüten eignen sich als Salatzutat, schmecken toll zu Reisgerichten und können auch einfach pur verspeist werden. Nahrungsmittel sind unsere Heilmittel: Mit einer ausgewogenen Ernährung und dem »natürlichen Antibiotikum« Kapuzinerkresse als würzige Geheimzutat bringen Sie Ihre Haut zum Strahlen.

Sanft & schnell

* **Tropaeolum majus-Urtinktur** (Kapuzinerkresse, Ceres): Über 2 bis 3 Monate 2-mal täglich jeweils 3 Tropfen pur oder in Wasser einnehmen.

* **Viola tricolor-Urtinktur** (Stiefmütterchen, Ceres): Über 2 bis 3 Monate 2- bis 3-mal täglich jeweils 2 bis 3 Tropfen pur oder in Wasser einnehmen.

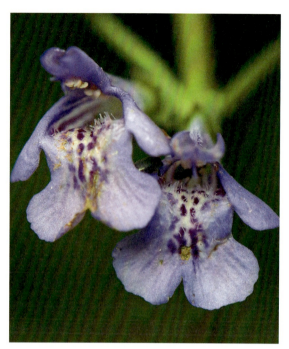

Die hautklärenden Blätter der Gundelrebe sollten vor der Blüte gesammelt und getrocknet werden.

Blüten-Hautklar-Tee

Bei Akne

Diese Mischung klärt und reinigt die Haut von innen heraus.

1 Teil Holunderblüten * 1 Teil Birkenblätter * 1 Teil Frauenmantelkraut * 1 Teil Ringelblumenblüten * 1 Teil Stiefmütterchenkraut * 1 Teil Gundelrebe

Für eine kleine Tasse 1 bis 2 gehäufte Teelöffel getrocknete Kräutermischung mit 100 bis 150 ml Wasser übergießen und zugedeckt 10 bis 15 Minuten ziehen lassen. Abseihen und genießen.
* **Täglich 2 bis 3 Tassen trinken. Nicht länger als 3 Monate anwenden, dann ist eine erneute Rücksprache mit dem begleitenden Arzt erforderlich.**

Spätakne

Auch bei der immer häufiger vorkommenden Spätakne, Akne, die über das 25. Lebensjahr hinaus besteht, sind die Hormone »schuld«. Die Ursachen können hier sowohl in einer vermehrten Bildung männlicher Hormone in den Eierstöcken und Nebennierenrinden bestehen als auch in Stress. Die Stresshormone bewirken eine verstärkte Produktion der Vorstufen für männliche Hormone, sodass die Konsequenz letztlich die gleiche ist. Pflanzenhelfer gerade bei Spätakne sind der hormonell regulierende und entzündungsheilende Frauenmantel (*Alchemilla vulgaris*), das Stiefmütterchen (*Viola tricolor*), das bei Akne und Hautekzemen Wunder wirkt, und die Kornblume (*Centaurea cyanus*).

Kornblumen-Schönheits-Wasser

Zur täglichen Pflege bei Spätakne

Reinigt das Hautbild, hilft gegen Rötungen und zieht erweiterte Poren zusammen.

Getrocknete oder frische Kornblumenblüten

Übergießen Sie 1 Handvoll frische oder etwa die Hälfte getrocknete Blüten mit 250 ml kochendem Wasser und lassen Sie diesen Sud stehen, bis er kalt geworden ist. Dann abfiltern. In einer Flasche im Kühlschrank aufbewahren.
* **Dieses Gesichtswasser können Sie täglich auch über einen längeren Zeitraum benutzen. Nach maximal 6 Wochen eine frische Mischung herstellen.**

Kornblumen stehen unter Naturschutz! Also nicht in der freien Natur sammeln.

Hautklar-Tee für »große Mädchen«

Bei Spätakne und unreiner Haut

2 Teile Frauenmantelkraut * 2 Teile Stiefmütterchenkraut *
1 Teil Kornblumenblüten

Für eine große Tasse übergießen Sie 1 bis 2 Teelöffel dieser Mischung mit 250 ml kaltem Wasser, erhitzen alles zum Sieden und lassen anschließend diesen Ansatz mehrere Minuten ziehen, danach abseihen.
* Über 6 bis 8 Wochen täglich 1 bis 2 Tassen trinken, eventuell nach mehrwöchiger Pause wiederholen.

Bad Hair Days

Die hormonell gesteuerte Talgüberproduktion der Haarfollikel am Kopf führt zu den bekannten und ebenso ungeliebten fettigen Haaren. Auch diese klingt zumeist spätestens mit Anfang 20 wieder ab. Hier gibt es außer häufigem Haarewaschen keine richtig guten Gegenmittel.
Haarausfall hingegen hat andere Ursachen. Es können ein Eisenmangel, eine Schilddrüsenunterfunktion und Schadstoffbelastung ebenso der Grund sein wie die in der Pubertät oft überschießend hohe Produktion an männlichen Hormonen, die auch zum Haarausfall führt. Dieser muss darum auf jeden Fall medizinisch abgeklärt werden. Stecken Schilddrüsenprobleme dahinter, ist oft eine Hormoneinnahme erforderlich. Gute Tipps und Heilpflanzen bei Eisenmangel finden Sie ab Seite 80.

Die intensiv blauen Blüten der Kornblume sind als Tee oder auch Gesichtswasser hilfreich bei Hautproblemen.

Brennnessel-Haarwasser

Bei fettiger Kopfhaut und Haarausfall

1 EL getrocknete Brennnesselwurzeln, Samen oder -blätter oder die doppelte Menge frische Pflanzenteile

Absoluter Geheimtipp und uraltes Heilmittel bei übermäßiger Talgproduktion der Kopfhaut wie bei Haarausfall ist das Waschen mit Brennnessel-Haarwasser.
1 Übergießen Sie die Brennnesselteile in einem Kochtopf mit 500 ml kochendem Wasser und lassen dieses 5 Minuten weiter köcheln, danach abseihen.
2 Auf handwarme Temperatur abkühlen lassen und zur Spülung der Kopfhaut nach der Haarwäsche verwenden. Mit klarem Wasser nachspülen.
* 2- bis 3-mal pro Woche anwenden, auch längerfristig möglich.

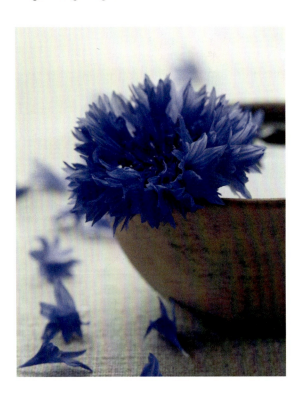

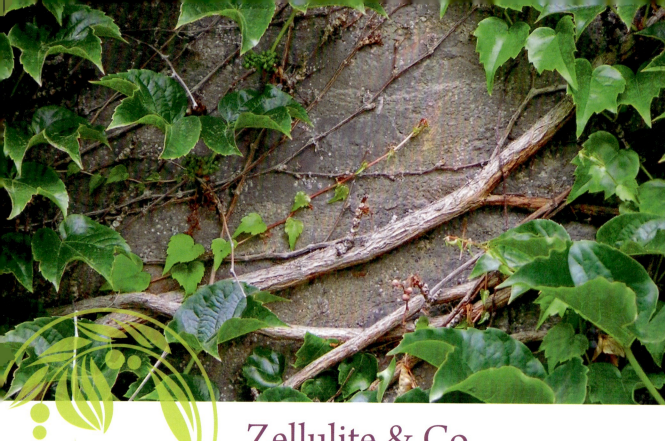

Zellulite & Co.

Der Körper wird weiblich. Herrliche Rundungen stellen sich ein. Aber leider auch Dehnungsstreifen, Zellulite und Co. Das braucht eine gesunde Portion Eigenliebe, und Kräuter die helfen.

Pubertät ist die Hoch-Zeit der Hormone. Auf die stark ansteigenden Spiegel der weiblichen Hormone, insbesondere des Östrogens, reagieren nicht nur die Eierstöcke, sondern der ganze Körper. Es kommt zu veränderter Körperbehaarung, Brustwachstum, und auch zur Ausbildung der »typisch weiblichen« Formen. Wie genau sich das für die jeweilige Frau auswirkt, ist sehr stark genetisch gesteuert. Schmale Hüften, lange dünne Beine und kleine Brüste lassen sich nicht »erhungern«, sie sind uns in die Wiege gelegt, oder auch nicht. Erst seit den 60er Jahren des vorigen Jahrhunderts gilt dieser Körpertyp als schön, in vielen Zeiten wurde auch in unserer Kultur, und wird auch heute noch in anderen Kulturen, das Ideal fülligerer Weiblichkeit verehrt. Interessanterweise scheint es aktuell ein Revival der üppigen Fraulichkeit zu geben. Weibliche Rundungen sind wieder vorzeigbar, werden besungen und gefeiert. Marilyn Monroe war die zeitlos schöne Verkörperung dieses Frauentyps. Heute profitieren davon sonst eher belanglose Stars wie beispielsweise Kim Kardashian. Es ist überaus wichtig, dass wir lernen, uns selbst anzunehmen wie wir sind. Das ist leicht gesagt, und für manche jungen Frauen sehr schwer getan. »Selbstliebe ohne wenn und aber« ist die große Lernaufgabe, nicht nur in der Pubertät.

Heißhunger gesund stillen

Gesteuert durch die ansteigenden Östrogenspiegel nimmt auch der Hunger in den Teeniejahren sehr zu. Das ist prima, wir brauchen ja schließlich die Reserven für die neuen Rundungen. Dieser so ungewohnte Hunger und das vorübergehend manchmal sehr rasche Zunehmen und Wachsen machen aber oft widersprüchliche Gefühle und Angst vor Kontrollverlust. Hinzu kommen die hohen Erwartungen unserer Gesellschaft an Schlankheit und vermeintliche Perfektion.

Empfehlenswert ist unbedingt eine gesunde Ernährung. Gesund heißt ausgewogen, so naturbelassen wie möglich (weitgehender Verzicht auf Fertigprodukte und Fastfood!), möglichst wenig Zusatzstoffe und so vollwertig wie möglich. Der »neue Hunger« ist eigentlich eine gute Gelegenheit, gleich selbst Wissenswertes über gesunde Ernährung zu lernen und nicht immer nur zu essen, was auf den Tisch kommt oder was verlockend erscheint und scheinbar gut schmeckt. Trinken Sie unbedingt reichlich, das beugt auch östrogenbedingten Wassereinlagerungen vor. Verwenden Sie nur wenig Salz, das wassereinlagernd wirkt, und, ehrlich gesagt, am besten keine tierischen Produkte. Diese steigern nämlich die Prostaglandin-Sekretion und sorgen so später für Periodenschmerzen. Eine gesunde, basenreiche Ernährung schützt uns nicht nur vor ungeliebten Pfunden, sondern unterstützt auch unser Wohlergehen mit Zyklus und Menstruation.

Zimt gegen Traurigkeit und Heißhunger

Der wohlriechende Zimt, den wir als Weihnachtsgewürz kennen, wirkt neben vielen anderen guten Eigenschaften auch anregend auf die Serotoninproduktion, das körpereigene Glückshormon. Außerdem wird ihm eine insulinverstärkende und damit blutzuckersenkende Wirkung nachgesagt. Das ist bei Heißhunger doppelt gut: Zimt vertreibt die Traurigkeit und hilft bei der Kohlehydratverdauung. Verwenden Sie dieses schöne Gewürz in den Tagen vor den Tagen großzügig als Beigabe zu ihren sonstigen Pflanzentees.

Frauenhaut ist eine besondere Haut

Dehnungsstreifen sind Risse im Binde- und Stützgewebe der Haut. Sie entstehen durch Überdehnung, also bei stärkerer Gewichtszunahme, zum Beispiel in der Pubertät und in der Schwangerschaft. Zu Beginn können sie blau-rötlich sein und optisch sehr stören. Mit der Zeit werden diese Dehnungsstreifen aber so blass wie die sonstige Haut und fallen kaum noch auf.

Wirklich vorbeugen kann man nicht. Gute Pflege mit schönen Ölen und regelmäßige Bürstenmassage ist aber sehr hilfreich.

Östrogene begünstigen auch die ungeliebte Zellulite, die Orangenhaut, bei der sich im Unterhautfettgewebe Dellen bilden, bevorzugt an Oberschenkeln und Po. Das kommt durch eine zu geringe Stabilität des die Fettzellen umgebenden Bindegewebes und ist auch erblich veranlagt. Betroffen sind nahezu alle Frauen früher oder später.

Übergewicht begünstigt Zellulite, aber auch sehr schlanke Frauen können betroffen sein. Rauchen und alles, was die Durchblutung des Gewebes verschlechtert, wirkt ebenfalls nachteilig. Alles, was die Hautdurchblutung fördert, Sport, Wechselduschen und Bürstenmassagen, ist hilfreich. Verzweifeln Sie aber nicht an kleinen Dellen. Die schönste Ausstrahlung hat ein gesunder, ausgewogener Körper, in dem Sie sich wohlfühlen und mit sich im Einklang sind.

Frauenkräuter bei Dehnungsstreifen und Zellulite

Efeu *(Hedera helix)* stärkt das Bindegewebe und fördert die Durchblutung und den Stoffwechsel. Uraltes Hausmittel bei Zellulite.
Vorsicht bei Schilddrüsenerkrankungen! Efeu ist jodhaltig. Sprechen Sie mit Ihrem behandelnden Arzt die Benutzung von Efeu-Rezepturen vorsichtshalber ab. Bei Schilddrüsenentzündung (Morbus Hashimoto) wird von der Anwendung abgeraten!

Ackerschachtelhalm *(Equisetum arvense)* mit seinem sehr hohen Kieselsäuregehalt ist die klassische Bindegewebspflanze. Sie stärkt und kräftigt es und beugt damit Einrissen und Dellen vor.

Frauenmantel *(Alchemilla vulgaris)* wirkt hormonell regulierend und durch seinen hohen Gerbsäuregehalt auch stabilisierend auf das Binde- und Stützgewebe.

Sanft & schnell

* **Birken-Zellulite-Öl (Weleda):** Das schöne Öl enthält unter anderem Birke und Rosmarin in exquisiter Grundlage aus Aprikosen-, Weizenkeim- und Jojobaöl. Bei regelmäßiger Anwendung zur Massage der betroffenen Körperstellen sehr unterstützend.

* **Schwangerschaftsöl (Weleda) bei Dehnungsstreifen:** Das Öl enthält Arnika-Blüten sowie Zitrusöle und Geranie.

Kieselsäure für ein stabiles Bindegewebe

Hirse und Hafer enthalten ebenfalls reichlich Kieselsäure. Hirsebrei und gute Müslis gehören dementsprechend zur Unterstützung von Haut, Haaren und Bindegewebe unbedingt in den Speiseplan.

Kalte Dusche für die Haut

Nach jedem Duschen oder Baden kalt abbrausen, und zwar wie es Pfarrer Kneipp gelehrt hat: Von der Körperperipherie hin zum Herzen. Die Beine von den Füßen zum Bauch hin, den Po, die Brüste, die Arme von den Händen aus zum Herzen hin. Das ist anfangs gewöhnungsbedürftig, bewirkt aber für die Haut wahre Wunder und erfrischt herrlich!

Sport zur Entschlackung

Gymnastik fördert die Durchblutung und damit den Abtransport von Schlacken und Lymphe. Pilates aktiviert gezielt das Unterhautgewebe. Besonders gut sind Sportarten, die den Lymphfluss steigern, zum Beispiel Schwimmen.

Zitrus-Massageöl

Gegen Dehnungsstreifen

100 ml Mandel-, Jojoba- oder Weizenkeimöl * 2 bis 3 Tropfen ätherisches Zitrusöl * 2 bis 3 Tropfen ätherisches Orangenöl

Geben Sie die ätherischen Öle in kontrollierter Bio-Qualität zum Mandel-, Jojoba- oder Weizenkeimöl und schütteln Sie diese Mischung jeweils vor der Anwendung gut durch.
* **Tägliche Massage der betroffenen Bereiche, auch mehrmals, regt die Hautdurchblutung.**

Efeu-Mandelmilch

Gegen Zellulite

1 Handvoll frische oder getrocknete Efeublätter *
250 ml Mandelmilch

1 Zerkleinern Sie eine Handvoll frische oder getrocknete Efeublätter. Beim Selbstsammeln Vorsicht: Der beim Pflücken austretende Saft kann Hautreizungen hervorrufen, und die Früchte des Efeus sind giftig, also unbedingt den Kontakt vermeiden!
2 Übergießen Sie die zerkleinerten Blätter mit 250 ml Mandelmilch und lassen Sie diese Mischung 20 bis 30 Minuten bei niedriger Hitze köcheln, am besten unter ständigem Rühren.
3 Abseihen, in eine Flasche füllen und von Zellulite betroffene Hautareale täglich großzügig damit massieren.
* Im Kühlschrank maximal 4 bis 5 Tage lagern, da die Milch nicht so lange haltbar ist.

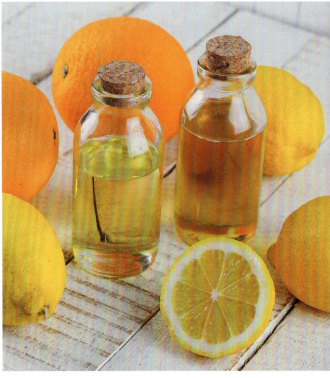

Orangenöl wirkt nicht nur hautstraffend, sondern hebt auch die Stimmung. So macht Hautpflege doppelt Spaß!

Efeu-Hautstärkungstee

Gegen Dehnungsstreifen und Zellulite, zur Bindegewebsstärkung

1 Teil Ackerschachtelhalm * 1 Teil Efeublätter * 1 Teil Frauenmantel

Für eine kleine Tasse 1 gehäuften Teelöffel der Mischung mit 100 bis 150 ml Wasser übergießen und zugedeckt 10 bis 15 Minuten ziehen lassen. Abseihen und genießen.
* Über 6 bis 8 Wochen täglich 2 bis 3 Tassen trinken. Täglicher Genuss ist auch längerfristig kein Problem.

Sanft & schnell

* **Hedera helix-Urtinktur** (Efeublätter, Ceres): Über 6 bis 8 Wochen täglich 3-mal jeweils 2 Tropfen pur oder in Wasser einnehmen. Vorsicht: Nicht in der Schwangerschaft und nicht bei Schilddrüsenüberfunktion anwenden.

* **Equisetum arvense-Urtinktur** (Ackerschachtelhalm, Ceres): Über 6 bis 8 Wochen 3-mal täglich jeweils 2 Tropfen pur oder in Wasser einnehmen.

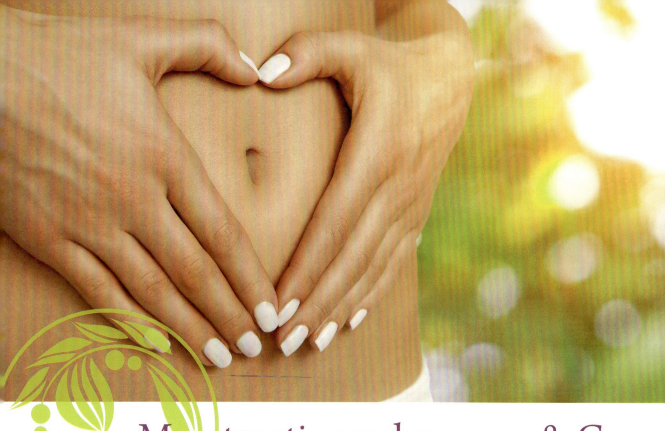

Menstruationsschmerzen & Co.

Schon mit der ersten Periode lernen die meisten von uns »klassische« Frauenleiden rund um die Menstruation kennen: Krampfartige Bauchschmerzen, Kopfschmerzen und Unwohlsein. Junge Frauen sind wegen ihres noch nicht stabilen Hormonhaushalts oft etwas stärker betroffen.

Unterleibsschmerzen mit oder auch schon in den Tagen vor der Menstruation sind leider sehr häufig. Im Jahr 2014 verwendeten in Deutschland 4,6 Millionen Frauen regelmäßig Schmerzmittel gegen Menstruationsschmerzen, medizinisch Dysmenorrhoe. Die Ursachen dieser häufig krampfartigen Schmerzen sind zumeist ungeklärt, bei über 90 Prozent der Frauen finden sich trotz teils ganz erheblicher, das Leben sehr beeinträchtigender Schmerzen mit der Periodenblutung keine medizinischen Ursachen. Diese Schmerzen können im wahrsten Sinne des Wortes vergehen. So berichten Frauen oft, dass sie nach einer Schwangerschaft ganz anders menstruieren als vorher und Gott sei Dank keine Schmerzen mehr haben.

Extreme Beschwerden immer abklären lassen

Bei länger bestehenden und sehr beeinträchtigenden Menstruationsschmerzen sollte doch besser auch bei jungen Mädchen eine Abklärung durch die Frauenärztin erfolgen. Vor allem muss die Krankheit Endometriose (mehr dazu ab Seite 95) ausgeschlossen werden, bei der sich Ansammlungen von Gebärmutterschleimhaut außerhalb der Gebärmutter gebildet haben.

Dies ist eine chronische Frauenkrankheit, die häufig viel zu spät erkannt wird und für die betroffenen Frauen wegen der schlimmen Menstruationsschmerzen und möglichen innerlichen Verwachsungen viel Leid bedeutet. Gerade bei jungen Mädchen ist diese Erkrankung aber sehr selten, meist finden sich keine medizinischen Gründe für die Beschwerden.

Es ist sehr schade, wenn die Verschreibung der Pille die erste und einzige Lösung bei Menstruationsschmerzen ist. Natürlich hilft die Einnahme der Pille oft sehr gut, aber sie hat auch Nebenwirkungen, und sollte eigentlich wirklich nur zur Verhütung oder wenn gar nichts anderes mehr hilft, Verwendung finden.

Die Behandlung von schmerzhaften Periodenblutungen ist eine der schönsten Wirkfelder der ganzheitlichen Frauenheilkunde.

Es gibt so viele gute Tipps. Es lohnt sich immer, diese zunächst einmal auszuprobieren. Die Pille sollte die letzte, und nicht die erste der möglichen Hilfen sein, gerade für junge Mädchen, deren Hormonhaushalt sich doch erst einspielen muss.

Periodenschmerzen

Ursache Übersäuerung?

Es gibt viele Hinweise, dass Menstruationsschmerzen auch ein Hinweis auf eine Übersäuerung des Organismus sein können. Dem ist leicht abzuhelfen mit angemessener Ernährung und dem Gewürz-Basentee von Seite 147.

Magnesium zur Muskelentspannung

Ruhe, Rückzug und Wärme tun einfach gut. Der Klassiker »mit Wärmflasche ins Bett« ist unbedingt empfehlenswert. Auch hilft Magnesium, das muskelentspannend wirkt, oft fantastisch.

Unbedingt auch an eine magnesiumreiche Ernährung denken: Gute Magnesium-Lieferanten sind vor allem Nüsse, insbesondere Cashewnüsse, und Samen. Aber auch alle Vollkorngetreide, Gemüse und Obst liefern ebenso wie Kakao, Milch- und Sojaprodukte reichlich Magnesium.

Sie können Magnesium auch gezielt einnehmen: Eine Dosis bis zu 400 mg täglich ist kurzfristig möglich, Nebenwirkungen zeigen sich als Durchfall.

Heiße Sieben

Eine gute Alternative zu Magnesium-Kapseln und Trinklösungen ist Magnesium phosphoricum als Schüssler-Salz Nr. 7, also in der homöopathischen Dosierung D6.

10 Pastillen werden in abgekochtem Wasser aufgelöst und so heiß wie möglich getrunken.

✱ **Beginnend vor und dann während jeder Menstruation bis zur Beschwerdefreiheit 2- bis 3-mal täglich jeweils ein Glas trinken.**

Frauenkräuter bei krampfartigen Periodenschmerzen

Alle Pflanzen, die entkrampfend und stabilisierend auf die hormonelle Regulation und die Gebärmutter selbst wirken, sind wunderbare Helfer gegen die so unangenehmen Menstruationskrämpfe.

Frauenmantel *(Alchemilla vulgaris):* Der Tausendsassa unter den Frauenpflanzen wirkt krampflösend,

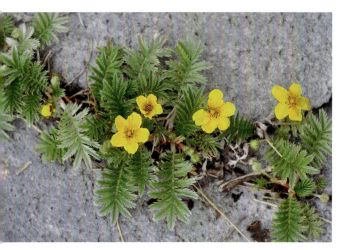

Sie wirken bärenstark bei Menstruationskrämpfen: Blüten und Blätter des Gänsefingerkrauts.

entspannend und hormonell ausgleichend. Zudem stärkt der Frauenmantel die Gebärmutter, indem die Durchblutung des Beckens verbessert wird. Fast ein »Muss« in jedem Menstruationstee!

Gänsefingerkraut *(Potentilla anserina):* Die schönen gelben Blüten wirken ebenso wie die Blätter des Gänsefingerkrauts krampflösend, zusammenziehend und wundheilend. Wohl die stärkste unter den Heilpflanzen bei krampfartigen Schmerzen.

Kamille *(Matricaria chamomilla):* Die wunderschönen Kamillenblüten wirken entkrampfend, kräftigend und beruhigend. Schon der lateinische Name, der sich von *matrix* / Gebärmutter ableitet, lässt uns ahnen, wie lange diese Heilwirkung der Kamille schon bekannt ist.

Vorsicht: Wer auf Korbblütler, wie z. B. Schafgarbe oder Beifuß, allergisch reagiert, kann auch bei der Kamille eine Kreuzallergie bekommen. Darum lieber vorsichtig ausprobieren.

Melisse *(Melissa officinalis):* Die Melisse wirkt belebend und gleichzeitig beruhigend, erfrischend, nervenstärkend und wunderbar krampflösend.

Beinahe ein Unkraut unter den Gartenkräutern, so wächst und wuchert die Melisse. Die Ernte ist mehrmals pro Jahr möglich, dabei schneidet man die ganzen jungen Triebe ab und trocknet sie, zu Sträußen gebunden, im Schatten.

Pfefferminze *(Mentha piperita):* Wirkt krampflösend und beruhigend auf den ganzen Magen-Darm-Trakt. Ein Heiltee-Klassiker. Wenn wir ihn zu regelmäßig trinken, ist aber seine heilende Wirkung für die Menstruation möglicherweise abgeschwächt, darum sorgfältig mit dieser so wohlduftenden Pflanze umgehen. Blätter wie Blüten sind arzneilich wirksam.

Schafgarbe *(Achillea millefolium):* Die Schafgarbenblätter und -blüten wirken entkrampfend, entgiftend, stärken die Gebärmutter und unterstützen das beschwerdefreie Fließen des Monatsbluts.

Hilfe »aus dem Kochtopf«

Viele Küchengewürze haben krampflösende Eigenschaften, beispielsweise Anis, Fenchel, Kardamom, Koriander, Vanille, Zimt und Ingwer.
Werden Sie erfinderisch und gestalten Sie während »Ihrer Tage« mit diesen Gewürzen leichte, bekömmliche und aromatische Speisen. Wie wäre es mit einem Milchreis mit Kardamon, Koriander, Vanille, Zimt und Ingwer? Ich verwende mittlerweile für solche Speisen keine Kuhmilch mehr, sondern Kokos-Reis-Milch, Mandelmilch oder Sojamilch. Milch gehört zu den Säurebringern unter den Nahrungsmitteln, darum ist jeder Ersatz, der nicht wehtut, auf alle Fälle empfehlenswert.

Kräuter-Ingwer-Tee

Bei schmerzhafter Periodenblutung

2 Teile Gänsefingerkraut * 1 Teil Schafgarbenkraut *
1 Teil Melissenkraut * 1 Teil Frauenmantelkraut *
1 Teil Kamillenblüten * 1 Teil Ingwer (getrocknet oder frisch, dann in schmale Scheibchen geschnitten)

Für eine kleine Tasse 1 bis 2 gehäufte Teelöffel der Mischung mit 100 bis 150 ml Wasser, das zuvor gekocht hat, übergießen. Zugedeckt 10 bis 15 Minuten ziehen lassen, abseihen und genießen.
* **Beginnend 3 bis 5 Tage vor der zu erwartenden Menstruation täglich 2 bis 3 Tassen trinken.**

Zeit für Gänsefingerkraut

Gänsefingerkraut-Tinktur

Bei krampfartigen Periodenschmerzen

1 Handvoll frisches Gänsefingerkraut oder die halbe Menge getrocknetes Kraut * 100 ml hochprozentiger Alkohol

1 Zerkleinern Sie das Kraut, geben Sie es in ein großes, verschließbares Glas und übergießen Sie es mit 100 ml Alkohol, sodass die Pflanzenteile vollständig bedeckt sind.
2 Lassen Sie diese Mischung 10 Tage lang im Dunklen stehen. Danach abseihen, in eine dunkle Flasche füllen und dunkel und kühl maximal 3 Monate lagern.
* **Ab Beginn der Monatsblutung mehrmals täglich jeweils 10 bis 20 Tropfen einnehmen.**

Vorsicht! Aufgrund des Alkohols in dieser Dosierung nicht für junge Mädchen geeignet.

Gänsefingerkraut-Umschlag

Zur akuten Schmerzlinderung

1 gehäufter EL getrocknetes Gänsefingerkraut

1 Für den kräftigen Sud 1 gehäuften Esslöffel Kraut in 500 ml kaltem Wasser ansetzen und zum Kochen bringen. Dann 5 bis 10 Minuten ziehen lassen.
2 Ein weiches Tuch (Molton, Baumwoll-Küchenhandtuch oder Ähnliches) in den Sud tauchen und als Auflage auf den Unterleib legen.
* **Bei Bedarf anwenden. Warm einpacken, vielleicht ist zusätzlich eine Wärmflasche angenehm und über 15 bis 20 Minuten ruhig liegen. Wirkt Wunder!**

Sanft & schnell

Pflanzliche Urtinkturen bei schmerzhafter Periodenblutung

* **Chamomilla-Urtinktur** (Kamille, Ceres): Während der Periode 2- bis 4-mal täglich jeweils 3 bis 5 Tropfen pur oder in Wasser einnehmen.

* **Mentha piperita-Urtinktur** (Pfefferminze, Ceres): Während der Periode 2- bis 4-mal täglich jeweils 3 bis 5 Tropfen pur oder in Wasser einnehmen.

* **Millefolium-Urtinktur** (Schafgarbe, Ceres): Während der Periode 1- bis 3-mal täglich jeweils 3 bis 5 Tropfen pur oder in Wasser einnehmen.

Mandel-Massageöl

Gegen Menstruationsschmerzen

100 ml Mandelöl oder Weizenkeimöl * einige Tropfen Aromaöl

Geben Sie in 100 ml Mandelöl (alternativ Weizenkeimöl) einige Tropfen aus der folgenden »Aroma-Bar« nach Ihrer Wahl:

Rose * Muskatellersalbei * Kamille * Weihrauch * Jasmin * Lavendel * Rosmarin

Diese Aromaöle wirken sämtlich entspannend und entkrampfend. Lassen Sie Ihre Nase entscheiden. Kein Sinnesorgan ist unseren Gefühlen so nahe wie unser Geruchssinn. Sie werden leicht die für Sie wohltuendsten Öle erschnuppern.

* **Mehrmals täglich in den Unterbauch einmassieren.**

Heiße Bäder zu Beginn der Periode

Heißes Baden tut gut und wirkt entkrampfend. Faustregel ist, nie länger als 20 Minuten und nicht heißer als die Körpertemperatur, weil das Baden sonst zu anstrengend für den Kreislauf wird.
Besonders gute Idee vor der Periode und vor allem mit Beginn des Blutens. Vielleicht werden die Schmerzen in den folgenden Tagen dann auch gar gleich viel erträglicher.

Lavendelbad

Gegen Menstruationsschmerzen

20 Tropfen Wildrosenöl * 5 bis 8 Tropfen Lavendelöl

Das naturreine Lavendelöl mit dem Wildrosenöl gut vermischen und in das maximal 37 °C heiße Badewasser geben.

* **20 Minuten entspannt baden, dann abrubbeln und gleich ins warme Bett.**

Warme Fußbäder wirken Wunder

Eine tolle und wirklich hilfreiche Idee sind auch warme abendliche Fußbäder zum Vorbeugen von Periodenkrämpfen und zum Lindern der Beschwerden. Dann sind oft Fußbäder ohnehin viel angenehmer als

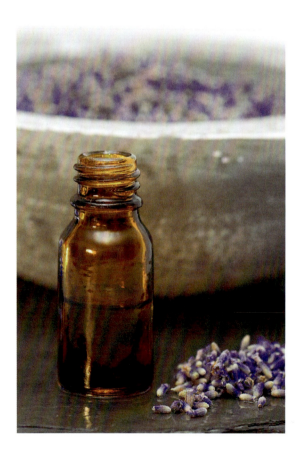

Das ätherische Öl des Lavendels wirkt übrigens auch als Tee getrunken krampflösend und beruhigend.

ein Vollbad und gerade bei stärkeren Blutungen auch sinnvoller, weil zu viel Hitze das Bluten eher anregt. Für Fußbäder eignen sich verschiedene ätherische Öle oder auch ein Pflanzensud (siehe Grundrezept Seite 28) aus den genannten Heilpflanzen. Hier dürfen Sie ruhig experimentierfreudig sein.

Warmes Aroma-Fußbad

Zur Vorbeugung und Linderung von Krämpfen

1 EL grobkörniges Salz * 5 Tropfen Kamillenöl *
5 Tropfen Lavendelöl

Geben Sie in eine Fußbadewanne mit 36 bis 38 °C warmem Wasser einen Esslöffel grobkörniges Salz sowie die ätherischen Öle.

* Maximal 20 Minuten das Fußbad genießen, dann die Füße kurz abbrausen und am besten gleich ins Bett legen. Nicht bei Bluthochdruck oder starken Krampfadern anwenden!

Heublumenkissen

Das Heublumenkissen ist so gesund wie die herrlichste Almwiese und beglückt uns heilsam mit all ihren Aromen. Eines der ältesten Allheilmittel. Es ist durch die aromatischen Düfte wirksam, also einfach als duftendes Schlafkissen zur Zeit der Menstruation verwendbar. Und umso mehr wirkt es, wenn es erwärmt wird. Bitte nicht in der Mikrowelle, sondern im 50 °C warmen Backofen oder auf dem Kamin. Oder als feucht-warme Auflage das Heublumenkissen über Wasserdampf erwärmen.

Wie ihr Name schon verrät, ist die beruhigende und entkrampfende Kamille eine echte Gebärmutterpflanze.

Fußreflexzonenmassage gegen Krämpfe

Die chinesische Medizin weiß sehr genau um die vielen komplexen Zusammenhänge in unserem Körper.
Die Reflexzonen für den weiblichen Unterleib liegen beidseitig an den hinteren Fersen sowie unterhalb der Innenknöchel. Die Aktivierung dieser Druckpunkte durch eine kreisförmige Massage wirkt krampflösend und regt einen gleichmäßigen, aber mäßigen Blutfluss an. Verwenden Sie dazu beispielsweise ein schönes Johanniskrautöl.
Vielleicht lassen Sie sich Ihre wichtigen Punkte auch von einem entsprechenden Profi zeigen. Diese einfachen, aber hochwirksamen Handgriffe lohnen sich.

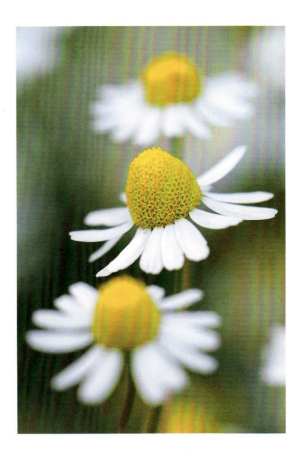

Kopfschmerzen & Co. lindern und vorbeugen

Beinahe ebenso lästig und beeinträchtigend wie die Krämpfe während der Periode können andere typische Begleiter der Menstruation sein: Kopfschmerzen bis hin zu Migräne, Bauchschmerzen, Verdauungsbeschwerden, insbesondere erschwerter Stuhlgang und aufgetriebener Leib, Wassereinlagerungen und Hautunreinheiten vor der Periode. Manche Frauen leiden in den »Tagen vor den Tagen« auch besonders an Reizbarkeit oder Traurigkeit oder an beidem. Letztlich ist es ungeklärt, warum manche Frauen da so geplagt sind und andere wenig oder gar nicht.
Ausführliches dazu finden Sie im Kapitel »Prämenstruelle Beschwerden« ab Seite 84.
Eine weit verbreitete Beschwerde sind Kopfschmerzen, und hier gibt es gute und sanfte Abhilfe: Mich mit natürlichen Mitteln auf »meine Zeit« einstimmen hilft uns, einen ganz neuen und positiven Umgang mit unserer Menstruationsblutung zu erlernen. Bei milden Kopfschmerzen hilft schon Pfefferminz- oder Zitronenöl, auf die Schläfen aufgerieben.

Mich natürlich einstimmen auf »meine Zeit« ist wunderschön.

Einfache, entschlackende Kost, regelmäßige Bewegung und der Verzicht auf Kaffee und Alkohol sind sehr hilfreich. Wenn die Verdauung erschwert ist und Probleme macht, sollte man unbedingt auf ballaststoffreiche Ernährung, also vor allem reichlich Obst und Gemüse, achten. Es lohnt sich auch auszuprobieren, ob vegane Kost in den Tagen vor den Tagen nicht eine gute Alternative ist. Es gibt viele tolle und leckere Rezepte, die vegane Ernährung ist einfacher, als man denkt. Und das Kochen macht viel Freude. Auch in den Tagen vor den Tagen kann die Einnahme von Magnesium Wunder wirken (siehe Seite 51).

Hoch dosierter Rotklee – SOS-Mittel bei Kopfschmerzen

Kopfschmerzen sind meistens bedingt durch den »rasanten« Hormonabfall kurz vor und mit Beginn der Monatsblutung. Rotklee wirkt hormonartig und puffert diesen plötzlichen Mangel natürlich ab. Gute Erfahrungen mache ich immer wieder mit Rotklee-Dragees, z.B. Menflavon-Dragees 40 mg (Stada): Einmalig 2-mal jeweils 1 Dragee einnehmen.

* **Die Einnahme darf nur zum »Abbremsen« des Hormonsturzes und zur Therapie der dadurch bedingten Kopfschmerzen erfolgen. Danach nicht mehr, die pflanzlichen Östrogene würden sonst in unsere natürliche Zyklusregulation eingreifen.**

Rotklee ist ein wunderbares Mittel für die Wechseljahre. Als Notfallmittel hilft es aber auch jungen Frauen.

Ansteigendes Senf-Fußbad

Gegen Kopfschmerzen und bei schlechtem Schlafen vor der Periode

1 bis 2 EL Senfmehl

1 Füllen Sie eine tiefe Fußbadewanne oder einen großen Eimer knöchelhoch mit circa 34 °C warmem Wasser. Das Senfmehl darin auflösen und die Füße ins Wasser setzen.
2 Lassen Sie langsam wärmeres Wasser zulaufen bis zur Hälfte des Unterschenkels und maximal 38 °C.
* Nach maximal 20 Minuten Beine und Füße gut abspülen, abtrocknen und mit einer guten Pflege einreiben.

Eine leichte Hautrötung ist möglich und normal. Bei Schmerzen sofort abbrechen. Nie bei Verletzungen anwenden.

Ausgleichstee

Bei Beschwerden vor der Periode

1 Teil Frauenmantel * 2 Teile Schafgarbe * 1 Teil Brennnessel * 1 Teil Kamille

Für eine kleine Tasse 1 bis 2 gehäufte Teelöffel getrockneter Kräutermischung mit 100 bis 150 ml Wasser übergießen und zugedeckt 10 bis 15 Minuten ziehen lassen.
* Ab Beschwerdebeginn bis zum Einsetzen der Menstruation täglich 2 bis 3 Tassen trinken.

Ein Fußbad mit Senfmehl ist ein Klassiker bei Kopfschmerzen – und hilft nebenbei auch bei kalten Füßen.

Sanft & schnell

Wohlergehen in den Tagen vor den Tagen

* **Alchemilla-Urtinktur** (Frauenmantel, Ceres): Während der Beschwerdezeit 1- bis 2-mal täglich jeweils 2 bis 3 Tropfen pur oder in etwas Wasser einnehmen.

* **Millefolium-Urtinktur** (Schafgarbe, Ceres): Während der Beschwerdezeit 1- bis 2-mal täglich jeweils 2 bis 3 Tropfen pur oder in etwas Wasser einnehmen.

* **Angelica-Urtinktur** (Engelwurz, Ceres): Während der Beschwerdezeit 1- bis 2-mal täglich jeweils 2 bis 3 Tropfen pur oder in Wasser einnehmen.

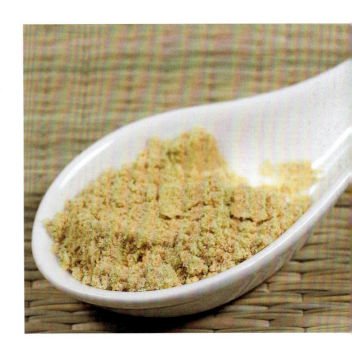

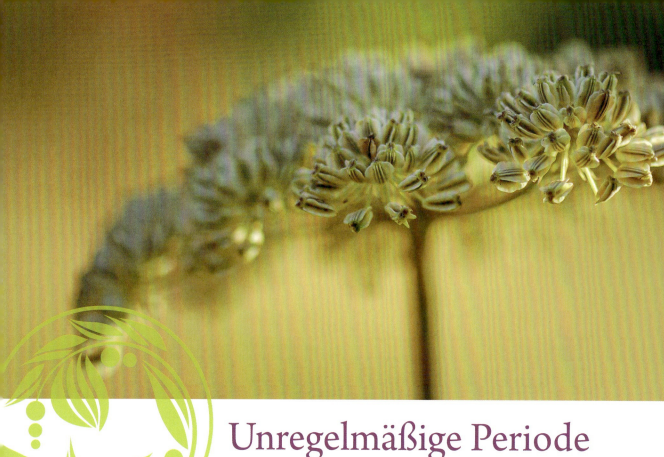

Unregelmäßige Periode

Gerade in den ersten Jahren des Menstruierens ist es völlig normal, noch keine regelmäßigen monatlichen Blutungen zu haben. Das Regelsystem muss sich erst einspielen. Diese Balance wollen wir unsere gesamte fruchtbare Lebenszeit über erhalten.

Als normal gelten ein Zyklus zwischen 25/26 und 30/31 Tagen und eine Blutungsdauer von etwa 5 Tagen, aber letztlich ist das normal, mit dem es mir gutgeht, und nicht das, was im Lehrbuch steht. Wenn nun der Zyklus so gar nicht regelmäßig werden mag und sich dadurch auch Beschwerden wie Stimmungsschwankungen, Hautunreinheiten oder ähnliches einstellen, lohnt es sich, den inneren Rhythmus zu unterstützen. Dieser Rhythmus, das Regelmäßige unseres Monatszyklus, wird von der Hypophyse, der Hirnanhangsdrüse, aus gesteuert, nicht von den Eierstöcken, die gleichsam nur die ausführenden Organe sind. Das ist wichtig zu wissen, denn die Hypophyse ist eng mit der Schilddrüse gekoppelt, es kann sich also, gerade bei familiärer Schilddrüsenschwäche, lohnen, zunächst einmal auch die Schilddrüsenfunktion abklären zu lassen. Weitere Faktoren, die sich auf den Zyklus auswirken, sind das Körpergewicht, Stress und Leistungssport. Unterhalb eines bestimmten Gewichtes, das für jede Frau individuell ist, hören die Monatsblutungen auf. Ebenso bei starkem Stress und ab einem gewissen Maß an Leistungssport. Das ist mit den Augen der Evolution gesehen gewissermaßen sinnvoll: Der

Körper sagt sich: »Unter solchen Umständen wäre ich nicht mehr fähig, eine Schwangerschaft auszutragen«. Gerade wenn Monatsblutungen relativ plötzlich sehr selten werden oder ganz ausfallen, gibt es fast immer einen Auslöser, wie Stress in der Schule, die Trennung von einem Freund oder die Scheidung der Eltern. Ein liebevolles Gespräch über diese möglichen Zusammenhänge ist sehr hilfreich.

Die Periode natürlich unterstützen

Frauenkräuter zur Anregung

Frauenmantel *(Alchemilla vulgaris)* Als symbolischer Mantel für unser Frausein wirkt *Alchemilla* wie kaum eine zweite Pflanze anregend auf die weibliche Monatsblutung und die Regelmäßigkeit des Zyklus.

Beifuß *(Artemisia vulgaris)* Beifuß ist eine alte Heilpflanze, die Hausgeburtshebammen zum Anregen der Abstoßung der Nachgeburt einsetzen. Sie hatten das Kraut früher immer dabei. Beifuß wirkt östrogenartig und regt das Einsetzen einer ausgebliebenen Monatsblutung kräftig an.

Engelwurz *(Angelica archangelica)* kam aus dem hohen Norden zu uns, sie ist bis nach Grönland hinauf heimisch. Die Wurzel regt die Menstruation an und fördert die Durchbutung des Unterleibs und damit eine Stabilisierung der hormonellen Regulation.

Zimt, **Rosmarin** und **Ingwer** regen ebenfalls das Fließen des Monatsblutes an. Als Gewürze eingesetzt, machen sie unsere Nahrung zur Medizin. Ingwer kann man auch getrocknet oder kandiert als heilsame Näscherei genießen.

Unterstützungstee

Bei zu seltener, zu schwacher oder ausbleibender Periodenblutung

2 Teile Frauenmantel * 2 Teile Beifuß * 1 Teil Angelikawurzel * 1 Teil Zimt * 1 Teil Rosmarin * 1 Teil Ingwer

Für eine kleine Tasse 1 bis 2 gehäufte Teelöffel der Kräutermischung mit 100 bis 150 ml Wasser, das zuvor gekocht hat, übergießen und zugedeckt 10 bis 15 Minuten ziehen lassen. Abseihen und genießen.
* Täglich 2 bis 3 Tassen trinken. Nicht länger als 8 Wochen anwenden, dann erneute Rücksprache mit dem begleitenden Arzt halten.

Sanft & schnell

Bei seltener Regelblutung

* **Alchemilla-Urtinktur** (Frauenmantel, Ceres): Über 2 bis 3 Monate 2-mal täglich jeweils 3 Tropfen pur oder in Wasser einnehmen.

* **Mönchspfeffer-Dilution** (z. B. Agnolyt Madaus): Über 3 bis 6 Monate täglich morgens nach dem Aufstehen, noch vor dem Frühstück, 20 Tropfen pur oder in Wasser einnehmen. (Achtung: Der Hersteller empfiehlt 40 Tropfen, meiner Erfahrung nach reichen 20 Tropfen täglich, oft sogar weniger.)

* **Angelica archangelica-Urtinktur** (Engelwurz, Ceres): Über 2 bis 3 Monate 2-mal täglich jeweils 5 bis 10 Tropfen pur oder in Wasser einnehmen.

Engelwurztinktur

Für regelmäßige Monatsblutungen

100 g getrocknete Engelwurzwurzel * 500 ml hochprozentiger Alkohol

1 Geben Sie die getrockneten und zerkleinerten Wurzeln in ein großes, verschließbares Glas und übergießen Sie sie mit 500 ml Alkohol.
2 Den Ansatz über zwei Wochen an einem warmen Ort stehen lassen, ehe Sie ihn abseihen. In einem dunklen Fläschchen aufbewahren.
* Über circa 2 Monate täglich 2-mal jeweils 5 Tropfen pur oder in Wasser einnehmen.

Ansteigendes Rosmarin-Fußbad

Für regelmäßige Monatsblutungen

5 bis 8 Tropfen ätherisches Rosmarinöl

Tolle natürliche »Funktionshilfe« bieten Fußbäder, und zwar am besten ansteigende, bei denen man die Badetemperatur langsam erhöht. Sie regen die Eigenregulation an und helfen dem Organismus, seinen eigenen Rhythmus zu finden.
1 Füllen Sie eine hohe Fußbadewanne oder einen Eimer und füllen Sie knöcheltief etwa 33 °C warmes Wasser ein. Das Rosmarinöl hinzugeben und die Füße ins Wasser setzen.
2 Gießen Sie in den nächsten 15 Minuten immer wieder heißes Wasser nach, wobei die Temperatur 40 °C nicht übersteigen sollte. Die Füße mit warmem Wasser abspülen und für 20 bis 30 Minuten ruhen.
* Anwendung täglich über 3 Wochen oder längerfristig 3-mal pro Woche.

Zu starke Blutungen

Frauenkräuter zur Beruhigung starker Blutungen

Gerade auch junge Frauen haben, ebenso wie Frauen über 40, nicht in allen Zyklen Eisprünge. Die Eizellreifung wird versucht, kommt aber aufgrund des noch »unrund« laufenden Regulationssystems nicht immer zustande. Die Folge sind unregelmäßige, oft zu kurze Zyklen, und als Resultat sehr starke Monatsblutungen. Wenn man diesen Hintergrund nicht kennt, kann sich das sehr bedrohlich anfühlen.

Frauenmantel (*Alchemilla vulgaris*) wirkt hormonell regulierend und durch seine gelbkörperähnliche Eigenschaft ausgleichend bei zu starkem Bluten.

Schafgarbe (*Achillea millefolium*) wirkt vor allem stabilisierend und unterstützend auf die Gebärmutter selbst und hat eine wunderbare Heilwirkung auf zu starke Blutungen aller Art.

Hirtentäschel (*Capsella bursa-pastoris*) ist die Blutungsstillerin unter den Heilpflanzen. Ihre Wirkung ist wissenschaftlich nachgewiesen und sehr intensiv erfahrbar.

Brennnessel (*Urtica urens* und *diorica*) unterstützt die Nierenaktivität, wirkt entwässernd und damit auch einem Blutstau in der Gebärmutter entgegen. Enthält außerdem viel Eisen, das wir ja bei zu kräftigem Bluten zu leicht verlieren.

Aus diesen Heilpflanzen lassen sich hochwirksame Mischungen herstellen, die sowohl als Tee wie auch als Urtinktur sehr hilfreich sind. Probieren Sie zunächst die hier gegebenen Empfehlungen. Mit der Zeit finden Sie Ihre persönliche Mischung.

Blutstillender Heiltee

Bei rechtzeitiger, aber zu starker Periode

2 Teile Frauenmantel * 2 Teile Schafgarbe * 1 Teil Hirtentäschel * 1 Teil Brennnessel

Für eine kleine Tasse 1 bis 2 gehäufte Teelöffel getrockneter Kräutermischung mit 100 bis 150 ml Wasser übergießen und zugedeckt 10 bis 15 Minuten ziehen lassen.
* Beginnend vor der Periode bis zum Nachlassen der starken Blutung täglich 2 bis 3 Tassen trinken.

»Viel zu oft«-Tee

Bei zu häufigen und zu starken Monatsblutungen

1 Teil Frauenmantelkraut * 1 Teil Keuchschlammfrüchte (Mönchspfefferfrüchte) * 1 Teil Schafgarbe

Für eine kleine Tasse 1 bis 2 gehäufte Teelöffel getrocknete Kräutermischung mit 100 bis 150 ml Wasser übergießen und zugedeckt 10 bis 15 Minuten ziehen lassen. Abseihen und genießen.
* Täglich 2 bis 3 Tassen trinken. Nicht länger als 8 Wochen, dann ist eine erneute Rücksprache mit dem begleitenden Arzt erforderlich.

Bewährt hat sich die Kombination von Tee und Tinktur: Trinken Sie beispielsweise den blutstillenden Heiltee, nehmen Sie an den extrem starken Blutungstagen zusätzlich die Hirtentäschel-Urtinktur ein.

Starke Monatsblutungen können zu Eisenmangel führen. Rezepte zur Vorbeugung und Behandlung finden Sie im Kapitel »Eisenmangel« ab Seite 80.

Sanft & schnell

Bei zu häufigen Periodenblutungen

* **Alchemilla-Urtinktur** (Frauenmantel, Ceres): Über 2 bis 3 Monate 2-mal täglich jeweils 3 Tropfen pur oder in Wasser einnehmen.

* **Mönchspfeffer-Tinktur oder Tabletten** (z. B. Agnolyt Dilution von Bionorica oder Agnucaston-Tabletten von Madaus): Über 3 bis 6 Monate täglich morgens nach dem Aufstehen noch vor dem Frühstück 20 Tropfen pur oder in Wasser einnehmen.

Bei zu starken Periodenblutungen

* **Millefolium-Urtinktur** (Schafgarbe, Ceres): Während der Periode 2- bis 5-mal täglich jeweils 2 bis 3 Tropfen pur oder in Wasser einnehmen.

* **Bursa-pastoris-Urtinktur** (Hirtentäschel, Ceres): Während der Periode täglich 2- bis 5-mal 2 jeweils bis zu 3 Tropfen pur oder in Wasser einnehmen.

Von den vorgeschlagenen Urtinkturen sollten Sie zunächst immer nur eine allein anwenden, damit Sie die Wirkung auf Ihre Beschwerden sicher beurteilen können. Dann die nächste Urtinktur separat testen oder zur bereits bewährten dazunehmen.

* **Menodoron Dilution** (Weleda): 2 bis 3-mal täglich circa 20 Tropfen in Wasser einnehmen, im Sinne einer Kur über 2 bis 3 Monatszyklen oder ab den 3. Tag vor der Periode.

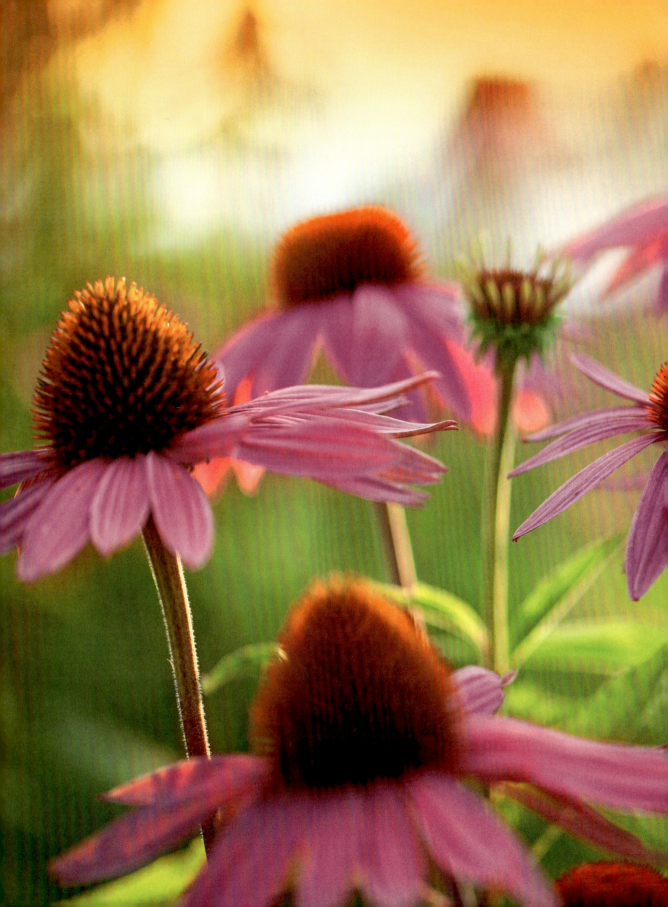

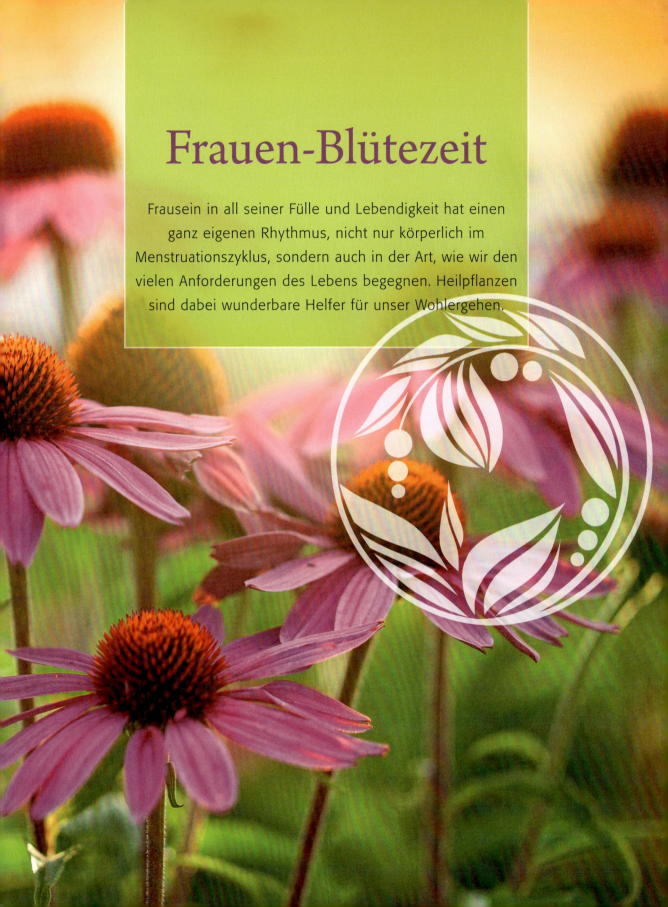

Frauen-Blütezeit

Frausein in all seiner Fülle und Lebendigkeit hat einen ganz eigenen Rhythmus, nicht nur körperlich im Menstruationszyklus, sondern auch in der Art, wie wir den vielen Anforderungen des Lebens begegnen. Heilpflanzen sind dabei wunderbare Helfer für unser Wohlergehen.

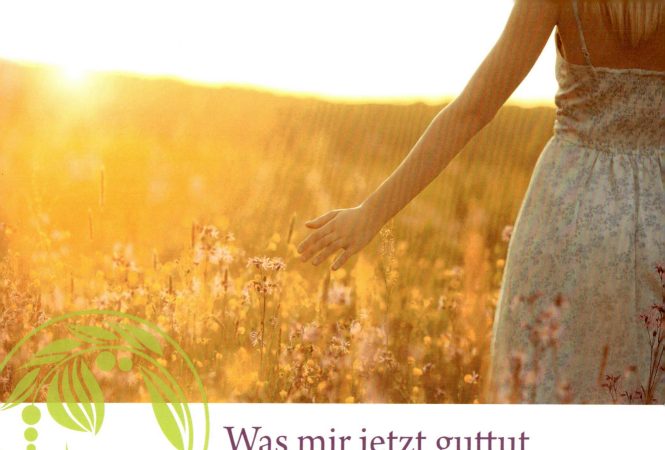

Was mir jetzt guttut

Die Balance halten und mich nicht aus den Augen verlieren in all dem Vielen, was mein herrliches Leben ist. Meine Natur unterstützen, anstatt sie zu unterdrücken. Lernen, Beschwerden als Ausdruck und Sprache meiner Seele zu hören.

Die Jahre zwischen Anfang 20 und Mitte 40 sind die Powerjahre unseres Lebens. Heranwachsen und Pubertät sind geschafft, die Wechseljahre in weiter Ferne. Wenn alles gut läuft, hat sich unser Körper eingespielt und es ist Blütezeit, Zeit, das Frausein mit all seinen wunderbaren Möglichkeiten voll auszuschöpfen. All unsere großen Ziele und Wünsche wie Partnerschaft, Familie, Kinder, ein eigenes Heim oder berufliche Verwirklichung werden in dieser Lebenszeit gebahnt und vieles davon lässt sich verwirklichen. Auch wenn wir nicht durch Zyklusunregelmäßigkeiten oder hormonelles Ungleichgewicht herausgefordert sind, ist es wichtig, in der Balance zu bleiben. Dazu tut es gut, all das, was uns am Herzen liegt, von dem wir träumen oder was wir gerne möchten, im Auge zu behalten und nicht bis auf weiteres zur Seite zu stellen. Sonst sind es oft auch gesundheitliche Probleme, die uns zwingen, uns mit dem von uns noch nicht Gelebten auseinanderzusetzen. Gerade die Beschwerden des weiblichen Monatszyklus können oft Ausdruck eines emotionalen Ungleichgewichts sein. Je besser wir diese zu hören lernen, umso leichter können wir in der Schatzkammer der Heilpflanzen und Naturheilverfahren die hilfreiche Antwort finden. Unsere Zeit stellt uns in besonderer Weise vor die Herausforderung, aus den Möglichkeiten von Naturheilkunde und wissenschaftlicher Medizin den für uns individuell richtigen Weg zu wählen. Es ist beispielsweise toll, dass wir mit der Pille bequem und sicher unsere Fruchtbarkeit regeln können. Gleichzeitig sind wir aber ohne die Fremdsteuerung durch künstliche Hormone lebendiger, fühlen uns wohler und sind irgendwie mehr wir selbst. Das Wissen um die Heilkraft der Natur hilft uns, diesen und viele andere notwendige Spagate zu machen und in dem vielen Möglichen das für uns Beste, unser ganz Eigenes zu finden.

Jetzt ist meine Zeit

Für die weibliche Menstruation gibt es im Volksmund viele Namen. Im Bayrischen sagt man: »Ich habe meine Zeit.« Und genau darum geht es besonders in der Frauen-Blütezeit, den Lebensjahren zwischen Anfang 20 und Mitte 40: dass wir uns Auszeiten nehmen aus dem Hektischen und so Bewegten des Alltags, »Frauen-Insel-Zeiten« nur für uns, vielleicht zusammen mit Freundinnen. Damit wir uns selbst nicht verlieren inmitten all der Anliegen von Partnerschaft, Kindern und Karriere. Sodass wir unser eigenes Frau- und Menschsein nicht vergessen.

Die lästigen »Tage« als wertvolle Auszeit, Zeit der Reinigung und Entspannung erkennen.

Ganz besonders wichtig ist das sicher um die Menstruation herum, gerade wenn Beschwerden wie Schmerzen oder Blutungsstörungen vorliegen und letztlich nach einer solchen Pause rufen. Aber sie ist überhaupt wichtig und sollte fester Bestandteil des für die meisten von uns übervollen Alltags sein. Wenn wir lernen, unsere Reserven, die Kraftspeicher von Körper und Seele, rechtzeitig immer wieder aufzufüllen, bevor sie völlig entleert sind, fühlen wir uns bleibend wohl und vermeiden den Burnout, der uns sonst irgendwann Richtung 40 droht, wenn die Kräfte langsam nachlassen und nicht mehr unerschöpflich sind.

Zeit für mich – Vorbeugung von Erschöpfung

Planen Sie Auszeiten fest ein! Setzen Sie sich an Ihren Terminkalender und geben Sie sich in regelmäßigen Abständen frei. Jede Woche sollte es mindestens ein halber Tag sein oder ein Wochenende im Monat. Freundinnen-Zeit, Sport-Zeit, Wellness-Zeit, Lese-Zeit… Was auch immer Ihnen wirklich einfach nur Freude macht und guttut.

In Liebe – mit mir?

Eigenliebe ist das große Lernthema für viele von uns. Und was Eigenliebe wirklich heißt, gilt es besonders in diesen Lebensjahren zu entdecken. Es geht nämlich nicht um knallharten Egoismus oder darum, sich um jeden Preis durchzusetzen, koste es, was es wolle. Was aber heißt dieses »Liebe dich selbst«, was es ja angeblich sogar egal macht, wen man heiratet (Titel eines Buches von Eva-Maria Zumhorst)? Kann man diesen »Weg zum Glück« lernen, und wie?

Schritt für Schritt, und das Leben ist der beste Lehrer. Wir alle haben so viele innere Glaubenssätze aus unserer Kindheit mitgebracht, die uns vorgeben, wie wir vermeintlich zu sein haben, damit wir liebenswert sind. – Als wäre wirkliche Liebe etwas, dessen man »wert« sein muss. Liebe ist einfach, und sie ist das schönste Geschenk der Welt. Je mehr und besser wir lernen, diese verinnerlichten Regeln oder Glaubenssätze zu erkennen und zu hinterfragen, um unseren ganz eigenen Weg, unser ganz eigenes Gefühl für

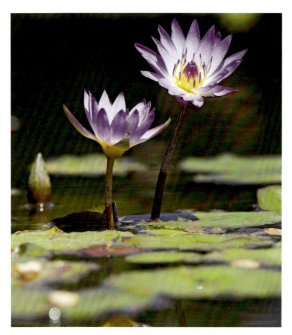

Legen Sie den kritischen Blick ab und betrachten Sie Ihre wahre Schönheit im Spiegel der Eigenliebe.

diese Selbstliebe wieder zu lernen. Gerade wenn Schwerwiegendes und Schlimmes in der Kindheit vorgefallen ist, kann therapeutische Wegbegleitung unendlich hilfreich und manchmal sogar unabdingbar sein. Nur wenn wir lernen, mit uns selbst liebevoll zu sein und mit uns selbst zu fühlen, werden wir wirklich fähig zu lieben.

Liebe ist einfach, und sie ist das schönste Geschenk der Welt.

Wir werden den vielfältigen Herausforderungen unseres Alltags leichter gerecht, weil wir auf uns achten und sorgsam sind. Wir müssen nicht ausbrennen, sondern lernen mit unserer Lebenskraft und Freude so umzugehen, dass wir unsere Ziele jetzt wie in der Zukunft erreichen können. Und wir werden fähig zu wirklichem Mitgefühl mit den Anderen, mit unseren Kindern, mit Menschen in Not, mit unseren älter werdenden Eltern.

Verwöhnen Sie sich mit Rosenduft

Rosen öffnen die Kanäle für die Liebe. So heißt es. In allen Kulturen und Religionen der Menschheit ist

unser »Richtig«-Sein zu entwickeln, umso mehr werden wir uns liebenswert fühlen, so wie wir eben sind, und liebevoll mit uns selbst sein und zu handeln vermögen. Und das macht einen großen Unterschied! Vielleicht brauchen wir manchmal sogar Hilfe, um

Nachhilfeübung in Eigenliebe

Schreiben Sie sich doch einfach einmal auf, was Sie an sich liebenswert finden und was nicht. Oft hilft es schon, sich einmal selbst bewusst zu machen und auch immer wieder zu sagen, was man an sich mag. Schauen Sie sich »Ihre guten Eigenschaften« genau an: Messen Sie Ihren eigenen Wert nur am Nutzen, den sie für andere haben?

Versuchen Sie, einmal diese Überlegungen auszublenden und nur das zu beschreiben, was sie einfach so, grundlos an sich mögen. Oder stellen Sie sich diese Frage zusammen mit einer Freundin.
Das ist eine schöne Übung. Sie werden überrascht sein, welche Qualitäten Sie an sich entdecken.

die Rose ein wichtiges und geheimnisumwobenes Symbol gewesen. Sie begleitet die Geschichte des Morgen- wie des Abendlandes. Und das können wir uns leicht vorstellen, wenn wir die Schönheit und Anmut der Rose betrachten und ihren intensiven, betörenden Duft spüren.

Vielleicht hilft ein feines Rosenparfum, Sie im Laufe eines zu langen Tages an die Liebe zu erinnern, und zwar auch an die Liebe zu sich selbst? Unbedingt ausprobieren! Solche kleinen Rituale können sehr bedeutungsvoll und wirkmächtig sein, weil Sie eine liebevolle Haltung uns selbst gegenüber verkörpern und damit weiter bestärken.

Lust leben macht Lust zu leben

Dem ersten Hineinschnuppern mit all der Unsicherheit entwachsen, gewinnt unsere Sexualität eine ganz neue Dimension. Eine erfüllte Sexualität gehört zu uns, macht unser Leben wunderschön und noch viel lebenswerter. Wir werden experimentierfreudiger und finden immer mehr heraus, was uns Spaß macht und Lust schenkt, und was wir uns von einem Partner wünschen. Wir lernen die Freuden der Liebe als Quelle von Kraft und Entspannung für unser Leben schätzen und genießen.

Wenn wir keine hormonelle Verhütung anwenden, merken wir, wie unsere sexuelle Lust in dieser Lebenszeit in unserem weiblichen Monatszyklus immer neue Qualitäten annimmt. Viele Frauen erleben sie als am schönsten und intensivsten genau um den Eisprung herum. Das ist kein Wunder, weibliche Lust ist lange im Leben sehr stark an den Fortpflanzungstrieb gekoppelt, ob wir diesen nun ausleben wollen oder (noch) nicht. Es gibt spannende Untersuchungen, die zeigen, dass unser Hingezogensein zu einem möglichen Partner ganz viel mit einem unbewussten Spüren zu tun hat, dass dieser als möglicher Vater unserer Kinder genau der Richtige sein könnte. Die Urtriebe leben mehr in uns, als wir das oft wahrhaben wollen. Auch im Zeitalter von zunehmend selbstverständlich gewordener Kontrolle des weiblichen Zyklus durch chemische Hormone lebt archaische Weiblichkeit weiter in uns. Sie gehört aller Zivilisation und allen Erfordernissen des beruflichen Lebens zum Trotz zu uns und möchte gelebt sein. Schön, wenn wir das in uns umarmen können und immer wieder neue spielerische und schöpferische Wege finden, die unserem Standort und Wünschen im Leben entsprechen. Vergessen Sie sich selbst also auch dann nicht ganz, wenn Sie im Alltag mit männlichen Qualitäten oft mehr punkten können. Für unsere umfassende Gesundheit ist es wichtig, allen Aspekten und Qualitäten unseres Seins Ausdruck zu verleihen. Auch wenn das nicht immer leicht scheint: Werden Sie erfinderisch …

Das Öl der Wildrose öffnet die Kanäle für die Liebe – besonders auch, wenn wir uns selbst damit verwöhnen.

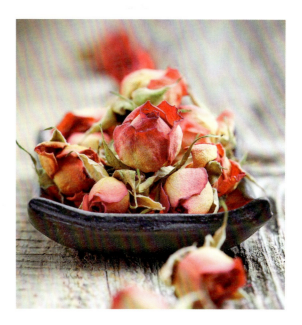

Verhütung –
Zu allen Zeiten das für mich Beste

Unsere Fruchtbarkeit gehört zu unserer Natur. Aber wir können und wollen selbst bestimmen, ob wir sie ausleben. Die Möglichkeiten sind vielfältig. Das beste Verhütungsmittel an sich gibt es nicht.

Welche von den vielen Verhütungsmethoden, die alle ihre Nachteile haben, ist die für mich beste? Das ist eine sehr wichtige Frage, denn sichere Verhütung hat immer ihren Preis. Es lohnt sich also, genau zu erwägen, ob ich die Pille nehmen muss, nur weil diese Möglichkeit besteht und vielleicht als selbstverständlich empfohlen wird. Was ist das Richtigste für mich? Zahle ich für Bequemlichkeit und Beschwerdefreiheit nicht vielleicht einen viel zu hohen Preis durch Nebenwirkungen und mögliche Folgen?

Die Pille (siehe »Erblühende Weiblichkeit« Seite 37) ist sicher und komfortabel, die regelmäßige Einnahme ist für die meisten Frauen kein Problem. Die Menstruation wird planbar, ist zumeist schwächer also sonst und beschwerdefrei. Auch andere lästige Hormonwirkungen wie Akne und Gewichtsschwankungen lassen sich mit der Pille therapieren. Aber die regelmäßige Einnahme synthetischer Hormone bedeutet eine Fremdbestimmung unserer Eigenregulation, was viele Frauen an anderen unangenehmen Auswirkungen wie Stimmungsschwankungen und auch sexueller Lustlosigkeit merken. Es fehlt eben das ganz Eigene unserer Hormone. Auch sind mögliche schwerwiegende Nebenwirkungen wie eine Verschlechterung der Blutgerinnung mit der eventuellen folgenden Bildung von Blutgerinnseln, Thrombosen und sogar Schlaganfällen, sowie die Förderung gutartiger Wucherungen, zum Beispiel Leberzelltumoren, möglich. Ob die Pille auch das Brustkrebsrisiko erhöht, ist nicht letztlich geklärt, aber scheint durchaus möglich. Es gibt also viele gute Gründe, sich zumindest mittelfristig, wenn Ausbildung oder Studium abgeschlossen sind, anderweitig zu orientieren. Und das erleben viele Frauen buchstäblich am eigenen Leibe: Sie haben einfach irgendwann keine Lust mehr, immer diese Pillen zu schlucken. Man spricht aus gutem Grund von »Pillenmüdigkeit«.

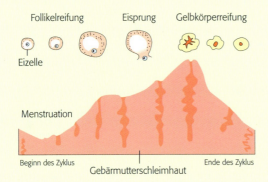

Alternativen zur Pille

Spiralen – ideal für Mütter
Spiralen, seien es Kupfer- oder Hormonspiralen, werden in Frauenarztpraxen oft sehr beworben. Für Frauen, die noch keine Kinder geboren haben, umstritten, weil nachteilige Spätfolgen für die Fruchtbarkeit möglich sind. Nach Geburten sind Spiralen sehr beliebt und eine für viele Frauen gute Möglichkeit bequemer und sicherer Verhütung.

Meine Periode unterdrücken, ist das immer gut?
Das Nichtmenstruieren ist natürlich auf eine Weise praktisch, bedeutet aber auch eine Unterdrückung einer natürlichen Körperfunktion, die der Reinigung und Entgiftung dient. Darum wundert es nicht, dass Zysten der Eierstöcke, Migräne und Kopfschmerzen und Anzeichen von Stauung und Blockade auf anderen Körperebenen häufiger vorkommen. Das gilt übrigens ebenso für die modernen Mikropillen, die nur aus Gestagenen bestehen, und für die heutzutage immer häufiger empfohlene durchgehende Einnahme von üblichen Pillen, die eigentlich im 21-7-Takt gedacht sind.

Natürliche Verhütung – ideal für Paare in einer stabilen Beziehung
Eine wirklich gute Alternative bei stabilem, regelmäßigem Zyklus ist die natürliche Verhütung. Diese beruht auf dem sicheren Nachweis des Eisprungs. Das kann entweder über einen Nachweis der nach dem Eisprung erfolgenden Erhöhung der Körperkerntemperatur geschehen, die durch die erwärmende Wirkung des Gelbkörperhormons Progesteron zustande kommt, oder des Anstiegs der eisprung-typischen Hormonkonstellation mittels Teststreifen im Urin. Die Temperaturbeobachtung kann mittels eines einfachen, gut geeichten Thermometers auch ohne sonstige Hilfsmittel erfolgen (Tabellen sind über das Internet oder von der Frauenärztin erhältlich). Sehr praktisch und hilfreich sind auch kleine Computer, die die Auswertung der Temperaturangaben übernehmen, oder die Urinteststreifen analysieren und in Zyklus-Infos übersetzen. Für alle, die mehr wissen wollen: Es lohnt sich unbedingt, im Internet zu recherchieren!

Diaphragma
Diaphragmen, weiche Gummikappen, führt man vor dem Geschlechtsverkehr in die Scheide so ein, dass der Muttermund sicher von diesem bedeckt ist. Zusätzlich wird spermizides Gel oder Milchsäuregel verwendet. Das Diaphragma ist bei richtiger Anwendung sicher wie das Kondom und wird von vielen Frauen als angenehmer erlebt, weil man es schon vor dem Liebesakt einführen kann, also keine Unterbrechung stattfinden muss.

Zu allen Fragen der Verhütung beraten Ihre Frauenärztin und auch Laien-Organisationen wie die Frauengesundheitszentren und Pro Familia gerne und sehr gut.

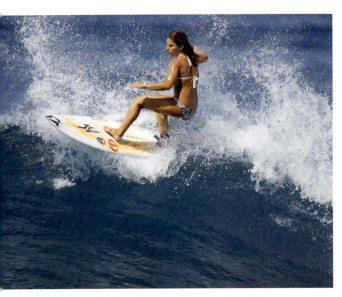

Wenn wir mit und nicht gegen unsere Natur leben, werden wir von unserer ganzen Energie getragen.

Unseren eigenen Weg finden

Konkurrenzdenken, Durchsetzungsvermögen, Durchpowern und Zielausrichtung sind Fähigkeiten, die uns im Berufsleben erfolgreich machen. Schön, dass wir all das heutzutage leben können, ohne uns unweiblich fühlen zu müssen, wie das noch für die Generationen von Frauen vor uns der Fall war. Aber diese Leistungsbezogenheit ist eben auch ganz schön anstrengend. Anders als Männer, deren Leistungskurve immer gleich ist, lebt der weibliche Organismus von den Unterschieden. Diese werden uns vor allem von dem hormonellen Zyklus mit all seinen vielen so verschiedenen Facetten und Qualitäten vorgegeben. Wir tun also gut daran, dieses »immer und nie gleich« bewusst zu leben.

Je besser wir lernen, mit unserem Zyklus, mit unserem ganz eigenen Rhythmus zu leben anstatt dagegen, umso besser geht es uns. Mit den Gezeiten gehen, anstatt gegen die Wogen anzuschwimmen, könnte man das nennen. Und probieren Sie das einmal ganz bewusst aus. Es entsteht ein herrliches Gefühl von Getragensein, so wie es die Wellenreiter erleben, die mit den Wogen der Brandung reiten. Vielleicht trägt es uns dann immer wieder neu zu Orten, die wir mit dem zielbezogenen Machen und Tun nie erreicht hätten.

Je mehr wir mit unserem Zyklus, mit unserem ganz eigenen Rhythmus in Einklang leben, umso besser geht es uns.

Spätestens wenn wir merken, dass wir wie magisch angezogen zu den Kinderwägen im Park und auf der Straße schauen und fast so etwas wie Sehnsucht oder sogar Neid empfinden, merken wir, dass das Leben mehr ist als Erfolg auf der Karriereleiter. Auch wenn viel gute Gründe gegen eine Entscheidung für Kinder sprechen, es gibt ein tiefes, unerklärliches Wünschen in uns, dem die meisten irgendwann Raum geben möchten. »Perfekt passen« tut es nie, und darum tun wir gut daran, nicht zu warten, bis wir verbeamtet sind oder die angestrebte Beförderung endlich eingetreten ist, bis das Haus fertig gebaut und das Kinderzimmer eingerichtet ist, oder was sonst an »Erst noch und dann«-Sätzen in uns wirkt. In jungen Jahren sind wir am fruchtbarsten, und schon mit Mitte zwanzig nimmt die Wahrscheinlichkeit, bei ungeschütztem Sex zum Eisprung schwanger zu werden, ab. Sie bleibt dann bis Mitte dreißig etwa gleich groß, und wird spätestens ab Anfang vierzig deutlich geringer.

Das bedeutet, dass für viele von uns die Schere von beruflicher Verwirklichung und möglicher Mutterschaft auseinanderläuft, und diese wieder zu vereinbaren, ist gar nicht so einfach. Wichtig ist es, unseren möglichen oder vielleicht sehr bewussten Kinderwunsch immer zumindest auch im Auge zu behalten.

Damit wir nicht irgendwann, wenn die biologische Uhr tickt, so unter Druck geraten, dass wir schneller, als uns lieb ist und wir je gewollt hätten, in der Maschinerie der Kinderwunschmedizin landen. Wie gut, dass es diese gibt, aber wie viel besser, wenn wir sie nicht brauchen!

Fit? – Na klar!

Bewegung gehört zu uns, macht Freude und tut gut. Wir sind nicht dazu geschaffen, nur vor dem Computer zu sitzen und im Auto von A nach B zu fahren. Für unsere Vorfahren, die oft hart körperlich gearbeitet haben, waren Bewegung und körperliche Anstrengung noch ein sehr selbstverständlicher Teil des Lebens. Wir müssen das heute oft bewusst in unser Leben hineinplanen, damit sich noch Zeit findet für körperliche Aktivität und ausgleichenden Sport. Und das sollten wir unbedingt tun!

Regelmäßige und angemessene Bewegung

Es gibt wenig, dass mehr guttut als Sport. Und damit ist nicht der Leistungssport, der nächste Stress, der nächste Bereich, wo wir uns Höchstleistungen abverlangen, gemeint. Regelmäßigkeit ist das Zauberwort. Mindestens zwei bis drei Stunden pro Woche sollten wir uns Zeit nehmen für Bewegung und Sport. Das kann und soll Spaß machen! Tanzen zum Beispiel tut mindestens so gut wie Joggen, macht viel Freude und ist gerade auch zu zweit sehr schön. Alle Ausdauersportarten wie Jogging, Walking, Radfahren, Schwimmen und Bergwandern sind besonders empfehlenswert, weil sie sowohl Kalorien verbrennen, unser Herz-Kreislauf-System stabilisieren und das Immunsystem anregen als auch entstressen. Ballsportarten lassen uns die Kraft von Miteinander und Gemeinschaft spüren. Pilates, Zumba und

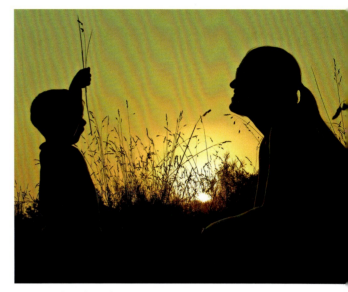

Der Wunsch nach Kindern liegt als verborgener Wunsch in uns allen verborgen – ob wir ihn leben oder nicht.

gezielte Gymnastik helfen uns, fit zu bleiben und unseren Problemzonen frühzeitig zu begegnen. Es gibt so unendlich viele schöne Möglichkeiten, in denen wir alle das für uns Richtige finden können.

Beckenbodentraining für unserer Mitte

Wichtig für Frauen in allen Lebenslagen ist das bewusste Trainieren der Beckenbodenmuskulatur. Damit können wir gar nicht früh genug anfangen. Und spätestens nach einer Geburt merken wir, dass wir etwas tun müssen, wenn diese Muskelschicht, die unseren Körperabschluss nach unten hin bildet, bleibend stark sein soll.
Nachdem die Beckenbodenmuskeln zwischen den Hüftknochen und der unteren Wirbelsäule aufgespannt sind, ist ein kräftiger Beckenboden auch für unsere aufrechte Haltung sehr wichtig. Und er hilft, Rückenschmerzen zu vermeiden. Der Beckenboden ist unsere »gute Mitte«, und die muss stark sein!

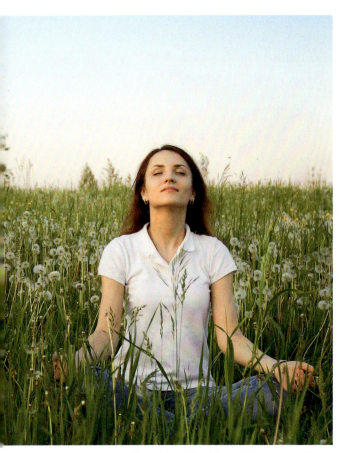

Entspannung gelingt nicht auf Befehl. Durch bewusste und regelmäßige Auszeiten üben wir diese Fähigkeit.

Auch sexuelle Erfüllung und Orgasmus haben durchaus sehr viel mit der Beckenbodenmuskulatur zu tun. Das rhythmische Zusammenziehen der die Vagina umgebenden Muskeln ist ein wichtiger Teil des weiblichen Orgasmus. Dieser wird intensiver und schöner, wenn die Beckenbodenmuskeln kräftig sind. Das ist der vielleicht schönste Grund, den Beckenboden nie aus den Augen zu verlieren.

Wir alle wissen, wie wichtig kräftige und starke Muskeln des Beckenbodens für unsere weibliche Anatomie, für die Aufrichtung der Wirbelsäule, für unsere Blasenfunktion und auch für unsere Sexualität sind.

Wenn wir aber nur anspannen können, und nie gelernt haben, auch bewusst zu entspannen, kann auch das zu erheblichen Problemen führen. Überspannung im Becken führt zu Verkrampfung, sexuellen Problemen und letztlich auch zu Beckenbodenschwäche. Muskeln, die immer angespannt werden, sind irgendwann überfordert und werden kraftlos. Das Gleichgewicht ist es also, um das es geht. Sportarten mit positivem Beckenboden-Effekt sind Pilates und Yoga. Sie beziehen den Beckenboden immer in die Übungen mit ein, das ist sehr sinnvoll. Reiten macht ebenfalls eine sehr starke Beckenbodenmuskulatur, weil die richtige Sitzhaltung auf dem Pferd nur aus dem Becken kommen kann. Sportarten mit negativem Effekt gerade für einen vielleicht durch Übergewicht, schwache Verdauung und erschwerten Stuhlgang oder chronischen Husten ohnehin schon geschwächten Beckenboden sind solche, bei denen wir ruckartig auftreten oder -springen.

Es gibt viele gute Literatur, Bücher und DVDs zu diesem für uns Frauen so wichtigen Thema. Gerade für Anfängerinnen beim Thema Beckenbodenmuskulatur ist aber das Arbeiten unter Anleitung nahezu unverzichtbar. Wir müssen eben erst einmal lernen, unseren Beckenboden zu spüren, ihn bewusst anspannen und auch entspannen zu können. Dabei können spezialisierte Physiotherapeutinnen, zum Beispiel solche, die nach der Tanzberger-Methode gelernt haben, wunderbar helfen.

Entspannung üben – Training für Körper und Seele

Die gelungene Balance von An- und Entspannung in unserem Leben ist wohl die wichtigste Voraussetzung für bleibende Gesundheit und Wohlgefühl. Anspannung haben wir vermutlich alle genug, und darum tut es gut, die nötige Entspannung zu üben. Auf der Körperebene wissen wir, dass Muskelaufbau immer auch durch Dehnungsübungen ergänzt werden muss, damit unser Körper gesund und in Balance ist. Kraft oder »Härte« allein macht uns nicht wirklich »stark«. Für die Seele gilt genau das Gleiche.

Viele Probleme lassen sich vermeiden oder an ihrer Wurzel anpacken, wenn wir dieses Prinzip vom Ausgleich der Spannung in unserem Organismus verstanden haben.

Ich empfehle bei vielen weiblichen Beschwerden, wie zum Beispiel Myomen, Menstruationsschmerzen und Blutungsstörungen, Körperarbeit. Das ist eine Vielzahl von therapeutischen Methoden, die oftmals unbewusste Spannungs- und Blockadezustände im Körper wahrnehmen und lösen helfen, wie zum Beispiel die Osteopathie, Feldenkrais, Rolfing, Qigong oder Tai-Chi. Hören Sie sich nach guten Therapeuten um, und probieren Sie es einfach aus.

Die Seele baumeln lassen

Wie schaffe ich es, mich nach einem angestrengten Arbeitstag, wenn dann auch noch die Schulaufgaben der Kinder durchgesehen sind und das Haus endlich aufgeräumt ist, noch zu entspannen? Was so einfach klingt, braucht regelmäßige Übung. Denn Entspannung funktioniert nicht auf Befehl, es gibt keinen Schalter, den wir an- und ausschalten können.

Es ist wichtig, zu verstehen, wie An- und Entspannung zusammenhängen und wie wichtig diese beiden Pole sind. Sind diese in Balance, fühlen wir uns erst richtig wohl.

Vielleicht hilft Ihnen ja autogenes Training: Die bewusste Entspannung wird mithilfe der Vorstellungskraft und des Atems herbeigeführt.

Unsere Pflanzen sind wunderbare Entspannungshelfer, besonders »Frauen-Lieblinge« wie Rose und Lavendel: ihr Durft beglückt und entspannt.

Atemübung »Geborgen wie in der Gebärmutter«

Setzen Sie sich entspannt und aufrecht hin, auf einem bequemen Stuhl, im Schneidersitz auf einem Meditationskissen oder kniend im Fersensitz.

1 Spüren Sie nun, wie Ihre Sitzbeinhöcker sich mit dem Untergrund verbinden und Sie von der Erde getragen sind.

2 Atmen Sie so lange ruhig und gleichmäßig »in den Bauch« ein und aus, bis Sie spüren können, wie Ihre Atmung die Bauchdecke hebt und senkt und auch Ihr Becken erfüllt. Lassen Sie dabei Ihr Einatmen Ihren Bauch weiten und Ihren ganzen Leib erfüllen.

3 Atmen Sie langsam und natürlich. Vielleicht merken Sie nun auch die Pause zwischen dem Ein- und Ausatmen: Sie gilt als »Raum Gottes«.

4 Wenn Sie ganz in einer gleichmäßigen und tiefen Bauchatmung angekommen sind, spannen Sie beim Ausatmen unterstützend ihren Beckenboden ganz leicht an. Nach einer Weile werden Sie spüren, dass Ihre Atmung Sie wie in einer Höhle geborgen hält.

Gönnen Sie sich diese Übung regelmäßig als Auszeit, schon fünf Minuten täglich, gerne auch länger oder öfter, und Sie lernen, sich gezielt und tief zu entspannen.

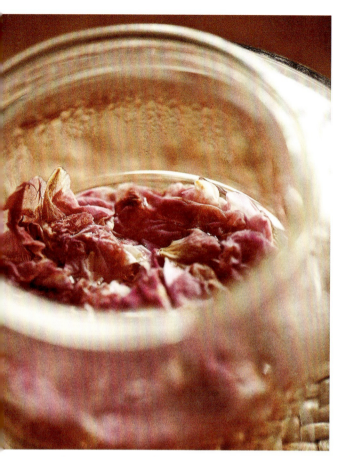

Rosenblüten tragen nicht nur zur Entspannung bei, sie beeinflussen auch unseren Hormonhaushalt positiv.

Lavendelöl

Bei Stress und Kopfschmerzen

Lavendel hilft, die Seele von allem zu befreien, was im Laufe des Tages belastend und zu viel gewesen ist:
Geben Sie einige Tropfen ätherisches Lavendelöl auf Ihre Schläfen. Das hilft wunderbar auch gegen Spannungskopfschmerzen.
* **Testen Sie das ätherische Öl vorsichtig. Lavendel kann hautreizend wirken.**

»Seelenbalsam« Rosen-Ingwer-Tee

Bei Unruhe und Anspannung

4 bis 5 kleine getrocknete Rosenblüten * 2 bis 3 dünne Scheiben frischer Ingwer

Die Zutaten sollten biologisch-organische Qualität haben, erhältlich zum Beispiel in Bioläden oder gut sortierten Teehandlungen.
Für eine große Tasse übergießen Sie den frischen Ingwer und die getrockneten Rosenblüten mit 250 ml Wasser, das zuvor gekocht hat. Nach 10 Minuten Ziehzeit abseihen und genießen.
* **Von diesem schönen Tee kann man eigentlich nie zu viel trinken. Genießen Sie, auch längerfristig, 1 bis 2 Tassen täglich.**

Duftendes Honig-Kokos-Bad

Zur Entspannung und Hautpflege

100 ml Kokosmilch * 2 bis 3 TL hochwertiger Honig * 3 bis 5 Tropfen ätherisches Rosenöl

Wie wäre es mit einem Königinnen-Bad am Ende eines langen Tages?
Vermischen Sie die Kokosmilch, den Honig und einige Tropfen echtes ätherisches Rosenöl und geben Sie es dann in das maximal 38 °C heiße Badewasser.
* **Das Bad 20 bis 30 Minuten genießen.**

Vielleicht möchten Sie auch noch Lavendel- oder Jasminöl hinzufügen? Lassen Sie Ihrer Fantasie freien Lauf. Je reiner die Herkunft der Zutaten, umso besser tut es unserer Haut und unseren Sinnen.

Gesund essen

Gute Ernährung ist eine der wichtigsten Grundlagen für bleibende Gesundheit und Wohlgefühl. Unsere Nahrungsmittel sind Heilmittel, die eine unendliche Vielzahl von Vitaminen, Spurenelementen und Nährstoffen enthalten, wenn sie aus entsprechendem Anbau stammen und gut zubereitet sind. Diese Nährstoffe braucht unser Organismus für sein gutes Funktionieren.

Über die richtige Ernährung gibt es viele oft sehr verschiedene Meinungen, ganz zu schweigen von der Unmenge an Diäten. Zu bleibendem Erfolg führt letztlich nur, unsere Ernährung dauerhaft auf ein gesundes Maß umzustellen und uns dazu ausreichend zu bewegen.

Gesunde Ernährung ist möglichst naturbelassen, mit möglichst wenig Schad- und Zusatzstoffen belastet und vielfältig. Ich selbst bin ein großer Fan von vollwertiger Ernährung nach *Dr. Bruker*: Ich backe unser Brot selbst und koche mit Leidenschaft und großer Begeisterung. Für meine Familie und mich ist das gemeinsame Essen der Höhepunkt vieler Tage, das wir alle sehr genießen.

Gesundes Essen heißt, sich gesund essen. Ernährung ist eine der wichtigsten Säulen zur Aktivierung unserer ureigenen Selbstheilungskräfte.

Auch wer an traditionelle Ernährung gewöhnt ist und auf diese nicht verzichten möchte, kann leicht auf den Geschmack von vollwertiger, vitamin- und nährstoffreicher Küche kommen, wenn diese mit herrlichen Kräutern und Gewürzen verfeinert ist. Kresse, Löwenzahn, Sauerampfer und Spitzwegerich sind eisenhaltige Wildkräuter, die nicht nur köstlich schmecken, sondern besonders für uns Frauen auch essbare Medizin sind. Es lohnt sich unbedingt, sich mit den Grundsätzen gesunder Ernährung zu beschäftigen. Es braucht nicht viel, um zu verstehen, worauf es ankommt.

Wichtige Grundregeln allen gesunden Essens

- In Maßen essen und auf das Satt-Gefühl achten.
- Möglichst wenig Zucker und Weißmehl-Produkte verwenden.
- Gesunde Fette und Öle mit einem hohen Anteil an ungesättigten Fettsäuren bevorzugen.
- Kohlenhydrate und tierische Eiweiße nur in Maßen genießen.
- Reichlich Gemüse und auch Obst, das nicht zu zuckerhaltig ist, in den Speiseplan einbauen.
- Abwechslungsreich und vielseitig essen.
- Mit Genuss und Freude essen!

Gesunde Ernährung beugt vielen Beschwerden vor. Das ist die beste Medizin einer ganzheitlichen Heilkunde.

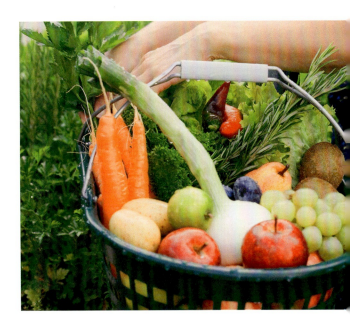

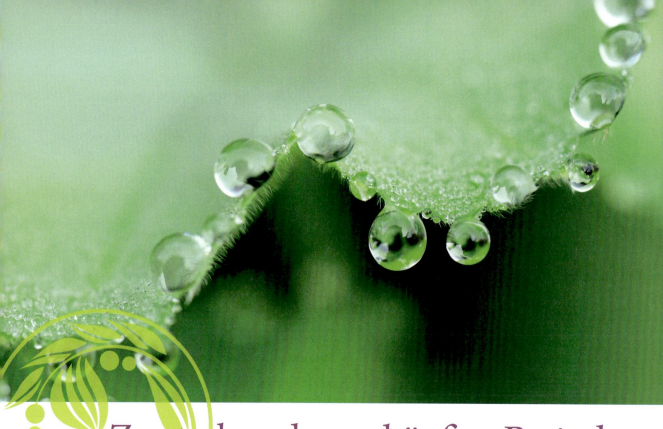

Zu starke oder zu häufige Periode

Reinigung, Entgiftung und Neubeginn durch die Menstruation sind wundervoll. Wenn ich mich aber in »meinen Tagen« wegen der Stärke der Blutung kaum mehr aus dem Haus traue, ist das zu viel des Guten, und Hilfe aus dem Pflanzenreich ist gefragt.

Warum manche Frauen kräftig und stark, andere hingegen nur schwach und kurz bluten, ist bis heute medizinisch nicht erklärbar. Mit der Fruchtbarkeit hat die Blutungsstärke nichts zu tun. Wenn wir die Menstruation als sinnvollen Ausdruck und Regulation unserer Frauennatur verstehen, können wir davon ausgehen, dass die Weise und Stärke, in der wir menstruieren, irgendeine Sinnhaftigkeit hat, die oft gar nicht leicht zu verstehen ist. Powerfrauen, die mit hoher Energie leben und lieben, brauchen oft stärkere Blutungen als Ausgleich für das hohe Energieniveau des vorangegangenen Zyklus. Ich habe gelernt, jede Menstruation als Spiegel meines vergangenen Zyklus zu betrachten und willkommen zu heißen. In irgendeiner oftmals sehr versteckten Weise möchte unser Körper uns eine Rückmeldung geben, wie es uns als Mensch und Frau ergangen ist in unserem Leben. Wenn Blutungen aber länger als 4 bis 5 Tage dauern und sehr kräftig sind, kann das sehr störend und belastend sein. Ein konkretes Maß, wie viel Menstruationsblut normal ist, gibt es nicht. Wenn wir vermuten, dass wir zu stark menstruieren, und uns unsere Menstruation schwächt, sollten auf jeden Fall Blutbild und Eisenwerte abgeklärt werden. Nur so können wir

wissen, ob unser starkes Bluten ein gefühltes oder ein gesundheitlich relevantes Problem ist.
Bei erniedrigtem Hämoglobin, dem Sauerstoff-Transportprotein im Blut, oder entleerten Eisenspeichern empfiehlt sich unbedingt die Eisenaufnahme. Dieses ist über Tabletten und Infusionen möglich, kann aber in weniger schwerwiegenden Fällen auch mittels Pflanzentees, Ernährung und Kräutern erfolgen. Die Frage zu großen Blutverlustes durch das Menstruieren muss unbedingt mit Frauenärztin oder Hausarzt abgeklärt werden.

Ich habe gelernt, jede Menstruation als Spiegel meines vorangegangenen Zyklus zu betrachten.

Ist meine Blutung normal?

Die eigene Wahrheit zählt. Sicher sind Blutungen dann zu stark, wenn sie uns stören und belasten: Wenn wir jeden Monat von neuem der Menstruationszeit mit Schrecken entgegensehen, und uns an manchen Tagen mit den starken Blutungen gar nicht mehr aus dem Haus trauen. Oder wenn die Blutung selbst vielleicht gar nicht überstark ist, aber viel zu häufig kommt.
Verantwortlich für die Häufigkeit, den Rhythmus des Menstruierens, ist die Hypophyse, die Hirnanhangsdrüse. Sie ist unser innerer Taktgeber. Sie arbeitet eng mit der Schilddrüse zusammen, darum muss bei Auffälligkeiten im Menstruationsrhythmus immer auch eine mögliche Schilddrüsenfunktionsstörung abgeklärt werden.
Auch unsere Gefühlswelt ist mit der Steuerzentrale Hypophyse sehr eng verknüpft. Es bestehen enge räumliche und Nervenverbindungen zwischen dem limbischen System des Stammhirns, das Sitz unserer Gefühle ist, und der Hirnanhangsdrüse. Darum können seelische Belastungen aller Art zu Zyklusproblemen führen. Das ist immer wichtig zu bedenken.

Hormonbalance zur Linderung

Zu starke Blutungen können in einem Ungleichgewicht von den die Gebärmutterschleimhaut aufbauenden Östrogenen und den an ihrem Umbau beteiligten Gelbkörperhormonen begründet sein. Dies kann man im Hormonlabor überprüfen. Oft finden sich aber keine hormonellen Ursachen für das starke Bluten, darum ist auch eine Hormontherapie sicher nicht immer und schon gar nicht die einzige Lösung.

Frauenkräuter bei starken und häufigen Blutungen

Die Pflanzenwelt bietet uns eine Vielzahl von Hilfen bei zu starken und auch bei zu häufigen Menstruationsblutungen. Diese lohnt es sich immer auszuprobieren, ehe man zu Hormonen greift. Die Natur heilt sanft und hilft dem Körper, selbst wieder in sein Gleichgewicht zu kommen. Chemisch erzeugte Hormone sind wirkmächtige Gegenmittel, aber keine Heilmittel im eigentlichen Sinne. Sie substituieren, helfen dem Organismus aber nicht, bleibendes Wohlergehen und damit Gesundheit zu erreichen.

Frauenmantel *(Alchemilla vulgaris)* wirkt hormonell ausgleichend, gebärmutterstärkend und zusammenziehend.

Schafgarbe *(Achillea millefolium)* unterstützt uns mit ihren blutungsstillenden, gebärmuttertonisierenden und heilenden Wirkstoffen.

Hirtentäschel *(Capsella bursa-pastoris)* wirkt sehr stark blutungsstillend.

Brennnessel *(Urtica urens* und *dioica)* versorgt uns zusätzlich mit einer bei starken Blutungen notwendigen Extraportion Eisen.

Aus diesen Heilpflanzen lassen sich hochwirksame Tees mischen, die uns helfen, wenn uns unsere Tage Probleme bereiten.

Blutungsstillender Frauentee

Bei zu starker Periodenblutung

2 Teile Frauenmantelkraut * 2 Teile Schafgarbenkraut * 1 Teil Hirtentäschelkraut * 1 Teil Brennnesselblätter

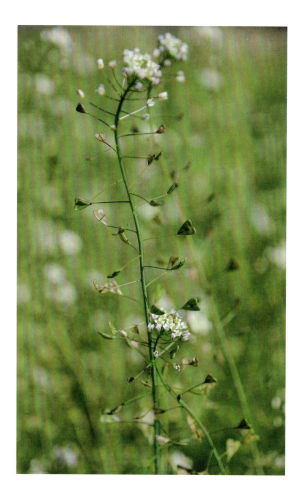

Für eine Tasse 1 bis 2 gehäufte Teelöffel getrocknete Kräutermischung mit 100 bis 150 ml Wasser übergießen und zugedeckt 10 bis 15 Minuten ziehen lassen.

* Täglich 2 bis 3 Tassen trinken, nicht länger als 8 Wochen, dann ist eine erneute Rücksprache mit dem begleitenden Arzt erforderlich.

Mein-Rhythmus-Tee

Regulierend bei zu häufigen Monatsblutungen

1 Teil Frauenmantelkraut * 1 Teil Schafgarbenkraut

Frauenmantel und Schafgarbe wirken besonders regulierend auf den Monatsrhythmus.
Für eine kleine Tasse 1 bis 2 gehäufte Teelöffel getrockneter Kräutermischung mit 100 bis 150 ml Wasser übergießen, das zuvor gekocht hat. Zugedeckt 10 bis 15 Minuten ziehen lassen, abseihen und genießen.

* Über einen Zeitraum von 2 bis 3 Monaten täglich eine Tasse trinken.

Kälte macht's

Bei wirklich starken Blutungen sollten Sie keine Wärme, sondern Kälte anwenden. Also keine Wärmflasche, sondern ein Cool-Pack auf den Unterbauch auflegen.
Oder den Leib (Unterbauch und Vulva) nach dem Duschen kalt abbrausen. Das ist für Sie vielleicht ungewohnt, hilft aber sehr gut, denn der Kältereiz sorgt

Das blutstillende Hirtentäschel wächst oft übersehen fast überall auf Wiesen und am Wegesrand.

dafür, dass die Gebärmutter sich zusammenziehen kann, und wirkt somit überstarkem Bluten entgegen.

Ätherische Öle bei zu starken Blutungen

Die Heilkraft der aromatischen Düfte können wir uns auch bei zu starken Blutungen zunutze machen. Sie wirken wohltuend auf Körper und Seele.

Rosengeranie (*Pelargonium graveolens*) wirkt seelisch entspannend und aufmunternd, außerdem körperlich kräftigend, hormonell ausgleichend und blutungsstillend.

Jasmin (*Jasminum officinale*) regt den Tonus der Gebärmutter an und hilft bei allen Menstruationsstörungen. »Nebenbei« ist sein Duft entspannend und sehr beglückend.

Rose (*Rosa centifolia* und *damascena*), die Königin unter den Blumen, kräftigt und tonisiert die weiblichen Geschlechtsorgane und ist darum ein wohlduftender Helfer bei zu starken Monatsblutungen.

Tonisierendes Massageöl

Wohltuend und lindernd bei starken Blutungen

100 ml Trägeröl, z. B. Mandel- oder kalt gepresstes Olivenöl ✻
1 bis 2 Tropfen Jasminöl

Geben Sie das Jasminöl in Bio-Qualität in ein hautpflegendes Trägeröl, z. B. 100 ml Mandelöl oder auch ein hochwertiges, kalt gepresstes Olivenöl.
✻ Massieren Sie den Unterbauch und die untere Rückenregion damit oder lassen Sie sich noch besser massieren! Täglich, beginnend schon vor der Periode anwenden.

Sanft & schnell

Bei zu häufigen Periodenblutungen

✻ **Alchemilla-Urtinktur** (Frauenmantel, Ceres): Über 2 bis 3 Monate 2-mal täglich jeweils 3 Tropfen pur oder in Wasser einnehmen.

✻ **Mönchspfeffer-Tinktur** (oder Tabletten): Täglich morgens nach dem Aufstehen noch vor dem Frühstück 20 Tropfen über 3 bis 6 Monate einnehmen. (z. B. Agnucaston Tabletten von Bionorica, oder Agnolyt-Tropfen von Madaus)

Bei zu starken Periodenblutungen

✻ **Millefolium-Urtinktur** (Schafgarbe, Ceres): Während der Periode 2- bis 5-mal täglich jeweils 2 bis 3 Tropfen pur oder in Wasser einnehmen.

✻ **Bursa-pastoris-Urtinktur** (Hirtentäschel, Ceres): Während der Periode 2- bis 5-mal täglich jeweils 2 bis 3 Tropfen pur oder in Wasser einnehmen.

In diesem Verhältnis können Sie auch mit Rosengeranie, Rose oder einer Duftmischung ein Massageöl zubereiten.

Zu seltene oder ausbleibende Monatsblutungen
▶ siehe Kapitel »Unregelmäßige Periode« ab Seite 58.

Schmerzhafte Monatsblutungen ▶ siehe Kapitel »Menstruationsschmerzen & Co« ab Seite 50.

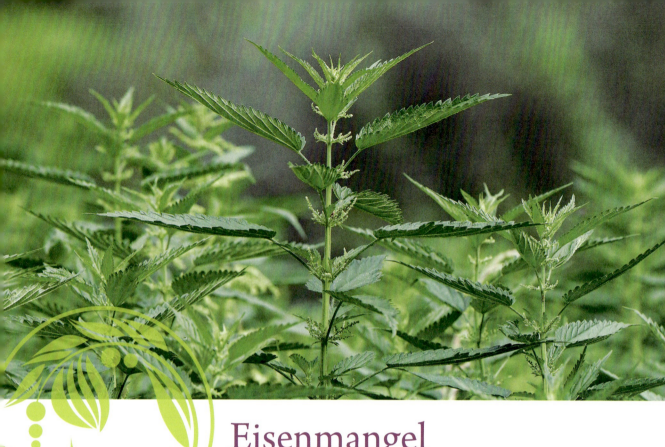

Eisenmangel

Bei Blutarmut tut Eisen gut. Erfolgreiche Hilfe aus der Natur gegen die vornehme Blässe und die unangenehme Kraftlosigkeit und Schwäche.

Starke Monatsblutungen können zu Eisenmangel führen. Im Durchschnitt verlieren Frauen etwa 15 mg Eisen mit jeder Periode, bei einer besonders starken und langen auch mehr. Deshalb ist es wichtig, durch eine bewusste Ernährung vorzubeugen. Eisenmangel äußert sich durch Symptome wie Müdigkeit, Infektanfälligkeit und Hauteinrisse, insbesondere in den Mundwinkeln. Auch Haarausfall kann seine Ursache darin haben. Das Eisen ist im Organismus vor allem für die Sauerstofftransport-Kapazität unseres Blutes wichtig. Bei begründetem Verdacht sollte deshalb immer durch eine Blutuntersuchung abgeklärt werden, ob ein Eisenmangel vorliegt.

Eisen-Superfood

Durch eine gezielte Ernährung können Sie Eisenmangel vorbeugen und die Behandlung unterstützen. Sprechen Sie mit Ihrem Hausarzt, ob es Bedenken gegen zusätzliches »Eisenfutter« gibt, und ob dieses für Sie empfehlenswert ist. Besonders reichlich Eisen ist in folgenden Lebensmitteln enthalten: Vollkornmehlprodukten * tierischer Leber * roten Rüben * Hafer * Möhrensaft * Apfelsaft * Rettich * Linsen * frischen Pfifferlingen * weißen Bohnen * Petersilie * Schnittlauch * Kresse * Spinat * Feldsalat * Fenchel * roter Paprika * Nüssen, insbesondere Paranüssen und Mandeln * Sonnenblumenkernen * Kürbiskernen * Holunder * Schwarzen Johannisbeeren * Himbeeren * Löwenzahn

Die roten Beeren nimmt man am besten in Form von Säften oder als getrocknete Beeren zu sich. Nicht nur der Löwenzahn, der wilde Verwandte des Rucola, ist reich an Eisen. Es gibt einige weitere wichtige Heilpflanzen in der Natur, mit deren Hilfe wir unseren Eisenhaushalt stabilisieren oder ausgleichen können.

Vitamin C unterstützt die Eisenaufnahme

Für die Eisenaufnahme ist ein ausreichender Spiegel an Vitamin C wichtig. Ein guter Tipp ist das Trinken von heißem Tee mit Zitrone, die sehr viel Vitamin C enthält. Toll ist grundsätzlich alles Obst, das reich ist an Vitamin C, wie Zitrusfrüchte, Aprikosen und Erdbeeren.

Vorsicht: Schwarztee ist ein echter »Eisenräuber« und sollte nur in Maßen getrunken werden. Grüner Tee ist viel gesünder.

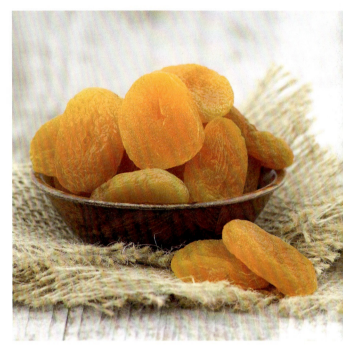

Knabbern Sie zwischendurch getrocknete Aprikosen, das reichliche Vitamin C fördert die Eisenaufnahme.

Heiße Zitrone

Für eine Extraportion Vitamin C

1 Zitrone * Honig oder andere Süße nach Geschmack

Geben Sie 2, gerne auch mehrere Spritzer frisch gepressten Zitronensaft in eine kleine Tasse heißes Wasser (100 bis 150 ml), das zuvor gekocht hat. Ein wenig abkühlen lassen, nach Geschmack süßen und genießen.

* **1 bis 2 Tassen nach Bedarf. Hilft auch gut bei Erkältungen und Infekten.**

Matcha – der grüne Geheimtipp

Das besonders hochwertige japanische Grüntee-Pulver enthält sehr reichlich Eisen. Am besten kann man das im Grüntee enthaltene Eisen nämlich aufnehmen, wenn man die Pflanzenteile mit isst und nicht nur den Sud trinkt. Bei Matcha geschieht das automatisch. Matcha bedeutet »gemahlener Tee«. Dieser wir mit einem kleinen Bambusbesen in heißem Wasser schaumig geschlagen. Das lieblich-süße bis fein-herbe grüne Pulver schmeckt nicht nur als Tee, sondern auch in Mixgetränken oder Gebäck.

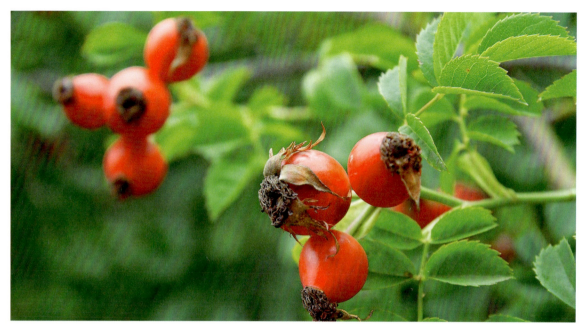

Die Blüten der Rose unterstützen unseren Hormonhaushalt, die Früchte enthalten viel Eisen und Vitamin C.

Hilfe aus der Natur

Brennnessel, Liebstöckel, Petersilie, Thymian und Kresse sind leckere und einfach zu erreichende Eisenlieferanten von der Fensterbank oder aus dem Garten. Wunderbar schmecken sie als Salatzutaten oder zum Beispiel klein geschnitten im Frischkäse. Schon die heilige Hildegard von Bingen empfahl Fenchel, ein ebenfalls sehr eisenhaltiges Gemüse, Brennnessel und Liebstöckel zur Heilung. Wie wäre es also mit einem frischen Kräuterquark? Oder Sie schneiden Fenchel und Liebstöckel klein und machen daraus eine feine Pasta. – Der Erfindungskraft sind keine Grenzen gesetzt.

Die Beständigkeit macht den Erfolg: Lassen Sie die »Eisenspender« zu einem festen und regelmäßigen Bestandteil Ihres Speiseplans werden. Das schmeckt nicht nur lecker, sondern hält besonders uns Frauen dauerhaft gesund und fit.

Hagebutten-Holunder-Sud

Bei Eisenmangel zur Unterstützung der Blutbildung

1 Teil getrocknete schwarze Holunderbeeren *
2 Teile Brennnesselblätter * 3 Teile Hagebutten

Holunder, Brennnesselblätter und Hagebutten enthalten sämtlich sehr reichlich Eisen. Holunder und Hagebutte sind zudem sehr Vitamin-C-haltig, was zusätzlich förderlich auf die Eisenaufnahme wirkt. Ein idealer Cocktail für unseren Eisenhaushalt!

1 Für eine Tagesportion einen Teelöffel (2 g) dieser Mischung mit 200 ml kaltem Wasser übergießen und 8 Stunden ziehen lassen.

2 Den Ansatz kurz aufkochen lassen, anschließend durch ein feines Sieb abgießen.

* 2-mal täglich nach dem Essen je ein kleines Glas (100 ml) trinken.

Bewahrt man den zubereiteten Sud im Kühlschrank auf, kann man leicht einen Liter auf Vorrat herstellen und sich immer wieder glasweise davon nehmen.

Kräuterblutsaft

Dieser Pflanzensaft ist im Reformhaus oder in der Apotheke erhältlich und kann esslöffelweise (1- bis 3-mal täglich 2 Esslöffel) eingenommen werden, es braucht keine vorherige Zubereitung.
Er enthält Auszüge aus Karotte, Brennnessel, Spinat, Fenchel, Hibiskus und Quecke sowie Fruchtsaftextrakte, Hefe, Honig, Weizenkeimextrakte und Vitamine, vor allem Vitamin C und einige B-Vitamine, die die Blutbildung fördern.
Vorsicht: Kräuterblutsaft kann bei Empfindlichkeit schwarze Zahnbeläge verursachen. Da hilft dann nur noch eine professionelle Zahnreinigung.

Der grüne Geheimtipp aus Japan: Matcha – das gesunde Teepulver eignet sich auch für Smoothies oder Süßspeisen.

Eisen-Smoothie

Bei Eisenmangel und zur Unterstützung der Blutbildung

2 kleine Knollen frische Rote Bete * 1 süßer Apfel * 1 Orange, Limette oder Zitrone * 2 kleine Möhren * Feldsalat nach Belieben * reichlich Petersilie

1 Die Rote Bete schälen und in mittelgroße Würfel schneiden, den Apfel entkernen und in Stücke schneiden, die Zitrusfrucht auspressen oder schälen und klein schneiden, die Möhre in grobe Stücke schneiden. Den Feldsalat und die Petersilie waschen und trockenschütteln.
2 Das gewürfelte Obst und Gemüse zusammen mit dem Feldsalat und der Petersilie in einen Standmixer geben und zu einem Smoothie in der gewünschten Konsistenz mixen. Gegebenenfalls noch Wasser oder Saft dazugeben, um den Smoothie etwas flüssiger zu machen. Lecker!
* 1-mal täglich frisch trinken.

Matcha-Beeren-Smoothie

Lecker, gesund und mit reichlich Eisen

50 g Blaubeeren, frisch oder tiefgekühlt * 50 g Schwarze Johannisbeeren * 50 g Himbeeren * 1 gehäufter Teelöffel Matcha-Pulver * eine Handvoll grüne Minze * eventuell zusätzlich etwas Mandelmilch

Dieser Power-Drink schmeckt auch jungen Mädchen gut und sorgt für eine genußvolle Gesundheitsvorbeugung. Geben Sie alle Zutaten in einen Mixer und pürieren Sie sie über 1 bis 2 Minuten.
* **Gleich frisch genießen. Täglich, wenn Sie mögen.**

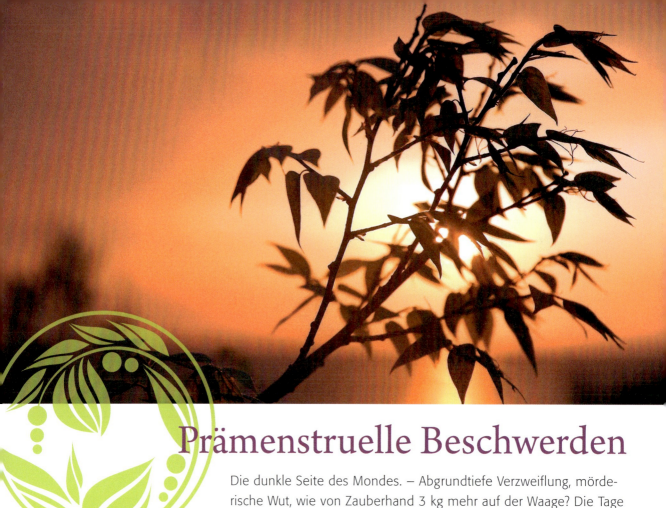

Prämenstruelle Beschwerden

Die dunkle Seite des Mondes. – Abgrundtiefe Verzweiflung, mörderische Wut, wie von Zauberhand 3 kg mehr auf der Waage? Die Tage vor den Tagen haben es oft in sich, und hormonelle Therapie sollte das letzte Mittel, ganz sicher nicht das erste sein.

Eine Vielzahl von lästigen Beschwerden, die sich in den Tagen vor den Tagen, manchmal sogar schon vom Eisprung in der Zyklusmitte an einstellen können, sind der Einfachheit halber als prämenstruelles Syndrom, kurz PMS, zusammengefasst worden. Der Begriff Syndrom zeigt immer an, dass Symptome miteinander auftreten, sagt aber nichts über Ursachen und Hintergründe. Und schon gar nicht über eine sinnvolle Therapie. Oft ist es erst einmal wichtig, das Problem als solches zu erkennen und zu verstehen. Wenn »zufällig« jeden Monat aufs Neue genau in den Tagen vor den Tagen der Haussegen wegen meines schlechten Ergehens schiefhängt, und meine Ehe einer schweren Zerreißprobe ausgesetzt ist, ist oft schon das Erkennen des Zusammenhangs zum Zyklus sehr hilfreich. Frauen erzählen oft sehr berührende Geschichten, wenn es um die Frage geht, wie hoch der Leidensdruck durch das PMS ist. Natürlich leiden wir Frauen sehr, wenn es uns wiederkehrend einfach nicht gut geht. Aber manchmal leidet die Familie mindestens ebenso. Manche Frauen erzählen, dass ihre Männer schon vorab die »Tage vor den Tagen« im Kalender rot anstreichen, damit sie sich darauf einstellen können, dass sie ihre

Frauen besser mit Samthandschuhen anfassen sollten und Kritik zwar ernst nehmen, aber sinnvollerweise nicht persönlich.

Die Beschwerden sind vielfältig. Es gibt fast nichts, was nicht ungebeten in dieser Zykluszeit auftritt:
- Kopfschmerzen bis hin zu Migräne mit Erbrechen und Aura wie Gesichtsfeldausfällen
- Akne und lästige Pickel, insbesondere im Kinnbereich, sowie fettige Haare
- Brustspannen, -schmerzen und Brustvergrößerung bis zu zwei Cup-Größen
- Verdauungsprobleme: aufgetriebener Leib, Blähungen, Übelkeit, Verstopfung und Durchfall, oft auch im Wechsel
- Wassereinlagerungen, insbesondere in den Füßen, Knöcheln und Unterschenkeln
- Gewichtszunahme, bei manchen Frauen sogar 2 bis 3 kg
- Stimmungsschwankungen, unerklärliche Traurigkeit, Reizbarkeit, Wut
- Schlafstörungen, Ein- und Durchschlafprobleme
- nächtliches Schwitzen
- verstärkte Frösteligkeit oder Hitzigkeit

Das klingt wenig lustig und ist es auch nicht. Davon wissen die Betroffenen ein Lied zu singen – und die Familienangehörigen meistens auch. In den USA gab es Bundesstaaten, in denen es als strafmindernd anerkannt wurde, wenn eine Gewalttat gegen den Ehemann im PMS-Zustand begangen wurde. Das spricht Bände.

Ursachen

Was treibt uns in diesen schlechten Film in den Tagen vor den Tagen? Es ist ein funktioneller Gelbkörperhormonmangel, eine zu geringe Produktion von Progesteron im Gelbkörper, dem Bereich des Eierstocks, der nach dem Eisprung zur Hormonproduktion für die zweite Zyklushälfte umgebaut wird. Dieser Mangel lässt sich oftmals nicht nachweisen, weder in einer Analyse der Hormone im Blut noch der im Speichel. Immer wieder erlebe ich außerdem, dass es Abweichungen von Messwerten in beide Richtungen gibt: Frauen, die schlimme Beschwerden haben und einen normalen Hormonspiegel, und Frauen mit auffälligen Hormonwerten im Sinne eines Progesteronmangels, die aber beschwerdefrei sind. Das bringt uns also nicht weiter. Und eine Einnahme von Progesteron, also eine Hormontherapie, ist ohnehin nicht der erste Schritt, der gegangen sein möchte, um das lästige PMS zu therapieren. Genauso wenig wie die Einnahme von Psychopharmaka, zumeist Antidepressiva, die hier ebenfalls verschrieben werden, wenn die psychische Instabilität im Vordergrund steht. Das kann in besonders schweren Fällen sinnvoll sein, führt aber nicht selten in einen Teufelskreis von immer umfangreicherer Medikamenteneinnahme. Und gerade bei PMS lässt sich sehr viel Gutes mit natürlichen Mitteln bewirken.

Es ist fast, als würde uns jeder Monatszyklus aufs Neue unsere verborgenen Gefühle entgegenspülen.

PMS-Beschwerden gibt es in jeder Lebensphase, aber sie nehmen mit steigendem Lebensalter zu. Viele von uns erleben einen deutlichen Zusammenhang der Beschwerdestärke mit ihrer Belastung: »Mir geht es in den Tagen vor den Tagen, und auch mit der Menstruation, so, wie es mir eben geht. Es ist mir alles zu viel, meine familiäre Situation mit den pubertierenden Kindern ist sehr belastend.« Solche oder ähnliche Sätze sind typisch. – Es scheint, als würde uns ein jeder Monatszyklus auf ein Neues unsere ureigenen, oftmals die meiste Zeit gut verborgenen »wirklichen Gefühle« entgegenspülen. Und das mit einer Wucht und Gewalt, die nicht lustig ist, die das Alltagsleben sehr mühsam macht und auch für die Familien sehr belastend sein kann.

Um diesen Zusammenhang zu wissen ist ganz wichtig. Und noch wichtiger ist die richtige Hilfe. Da bietet uns das Pflanzenreich eine ganze Fülle von Unterstützung und Heilsamem. In diesem Kapitel finden Sie pflanzliche Helfer vorwiegend gegen körperliche Beschwerden sowie allgemein unterstützende und ausgleichende und damit der Seele guttuende.
Viele hilfreiche Heilpflanzen zur Seelen-Balance finden Sie auch im Kapitel »Seele im Wandel« ab Seite 140.

Kopfschmerzen in den Tagen vor den Tagen

▶ Siehe Kapitel »Menstruationsschmerzen & Co.« ab Seite 56.

Akne und Hautprobleme in den Tagen vor den Tagen ▶ Siehe Kapitel »Pickel, Akne & Co.« ab Seite 42.

Vergrößerte Brüste in den Tagen vor den Tagen

Beschwerden der weiblichen Brust sind besonders häufig auftretende, unangenehme Symptome in den Tagen vor den Tagen. Es handelt sich um Wassereinlagerungen, die nach dem Eisprung zu großen, schweren und schmerzhaften Brüsten führen können. Das mag vielleicht sexy aussehen, die plötzlichen Zusatzkurven sind aber für uns Frauen oft sehr leidvoll.
Wissenschaftlich erklärbar ist das Phänomen der prämenstruellen Brustvergrößerung, die oft sehr schmerzhaft sein kann, nicht. Wozu es also gut sein soll, wissen wir nicht. Sorgen machen müssen wir uns aber auch nicht. Wenn die Beschwerden beidseitig sind und mit der Periode wieder verschwinden, waren sicher die Hormone schuld und die Schmerzen sind kein Zeichen für eine eventuell vorliegende Erkrankung. Schildern Sie starke Beschwerden aber sicherheitshalber immer auch Ihrer Frauenärztin oder Ihrem Frauenarzt.
Auch wenn die monatlichen Brustbeschwerden »normal« sind, müssen wir sie nicht einfach ertragen, sondern können sie durch einfache und natürliche Mittel lindern.

Richtige Kleidung und angemessene Bewegung

Feste, am besten bügelfreie BHs zu tragen, schafft Erleichterung.
Für manche Frauen ist es auch sinnvoll, in dieser Zeit auf stoßintensive Sportarten wie Jogging zu verzichten und lieber die ruhigeren Gangarten zu wählen. Sanfte Bewegung hilft gegen Wassereinlagerungen, schafft Ausgleich und tut uns einfach gut. Rückzug und Schonung sind ein verständlicher Wunsch, tun aber gar nicht gut. Nicht zuletzt, weil sie mit zu dem »Ausnahmezustand« beitragen, anstatt uns abzulenken und uns zu helfen, auch die mühsamen Tage als »unsere« Tage zu erleben.

Kalte Güsse

Kalte Güsse und Abduschungen sind eine tolle Hilfe bei schmerzhaften Spannungen und Wassereinlagerungen. Spülen Sie mit eiskaltem Wasser aus dem Duschkopf Ihre Brüste nacheinander kreisförmig ab. Danach abtupfen, aber nicht trockenrubbeln.
Ein Gefühl wie neu geboren! Und dem Bindegewebe tut's auch gut.

Frauenkräuter für schmerzhafte Brüste

Frauenmantel *(Alchemilla vulgaris)* sorgt für hormonellen Ausgleich und wirkt gelbkörperartig gegen überflüssige Wassereinlagerungen.

Schafgarbe *(Achillea millefolium)* wirkt hormonell regulierend und gleicht dadurch die oft zu schwache Gelbkörperhormonphase der letzten Zyklustage wunderbar aus.

Brennnesselblätter *(Urtica urens* und *dioica)* wirken entlastend, weil sie kräftig entwässern. Das ist uns in den Tagen vor den Tagen besonders willkommen und außerdem gut für die Blasengesundheit.

Retterspitz-Umschläge

Bei prämenstruellem Brustspannen und Milcheinschuss

Retterspitz-Tinktur, eine Mischung pflanzlicher Inhaltsstoffe nach traditioneller Rezeptur, ist ein altes Hausmittel. Sie enthält neben ätherischen Ölen aus Thymian, Rosmarin, Zitrone, Bergamotte und Orangenblüte den Naturheilkunde-Klassiker Arnika, auch »Bergwohlverleih« genannt.
Arnika findet sich nur im höheren Gebirge und steht unter Naturschutz. Sie hilft bei allen Verletzungen ebenso wie bei Muskelkater und Venenbeschwerden. Und eben auch gegen das unangenehme Brustspannen.
Tauchen Sie Stofftaschentücher, Baby-Moltons oder weiche Geschirrtrockentücher in Retterspitz ein und legen Sie diese für 20 Minuten auf Ihre Brüste. Danach kalt abspülen.
* **Bei Bedarf mehrmals täglich anwenden.**

Balsamtee

Bei Brustschmerzen vor den Tagen

1 Teil Frauenmantelkraut * 1 Teil Schafgarbenkraut *
1 Teil Brennnesselblätter

Für eine kleine Tasse 1 bis 2 gehäufte Teelöffel getrocknete Kräutermischung mit 100 bis 150 ml Wasser übergießen, das zuvor gekocht hat. Zugedeckt 10 bis 15 Minuten ziehen lassen, dann abseihen und genießen.
* **Trinken Sie in der Zeit, in der Ihnen die Brüste schwer und schmerzhaft sind, täglich 1 bis 2 kleine Tassen.**

Achtung

Besprechen Sie sicherheitshalber mit Ihrer Frauenärztin, ob es sicher ist, dass Ihre Beschwerden rein hormoneller Natur sind.
Selbstuntersuchung der Brust ist übrigens ganz einfacher: Immer mit beiden Händen tasten, die zweite Hand schiebt der ersten das Brustgewebe entgegen, damit wir nicht fälschlich unsere Rippen als Verhärtung empfinden.
Dann mit langen Fingern das Gewebe systematisch »durchschieben«. So können wir spüren, dass der Drüsenkörper ein zusammenhängendes, homogenes Gewebe ist, und würden mögliche Knoten und Verhärtungen leicht tasten. Am besten immer zu Zyklusbeginn untersuchen, dann ist die Brust am weichsten und das Tasten am aussagekräftigsten.

Mönchspfeffer *(Vitex agnus-castus)*

Der gestagenartig wirksame Mönchspfeffer, auch »Keuschlamm« genannt, wirkt auf verschiedenen Ebenen ausgleichend bei Brustspannen und -beschwerden vor der Periode. Die Gestagenwirkung gleicht ein mögliches Zuviel an Östrogenen aus, zudem hemmt Mönchspfeffer die Ausschüttung von Prolaktin, dem Hormon der Hirnanhangsdrüse, das das Brustgewebe anregt und zur Milchbildung stimuliert.

Mönchspfeffer am besten als Tinktur oder in Kapselform einnehmen: 20 Tropfen oder 1 Kapsel täglich, beginnend mit dem Eisprung beziehungsweise mit den Beschwerden bis zum Einsetzen der Periode. Fragen Sie Ihre Ärztin oder in Ihrer Apotheke nach entsprechenden Präparaten.

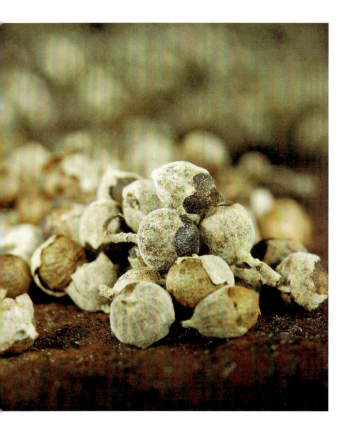

Wenn die Verdauung spinnt

Wenn Sie sich in den Tagen vor der Periode aufgetrieben und unwohl fühlen und die Verdauung Probleme macht, liegt das daran, dass die weiblichen Geschlechtshormone indirekt auch auf unseren Verdauungstrakt wirken. Östrogen und das Gelbkörperhormon Progesteron beeinflussen nach derzeitigem Kenntnisstand die Wirksamkeit des Hormons Serotonin, das wir alle als Glückshormon kennen. Anders, als man aber meinen könnte, sind etwa 95 Prozent dieses Gewebshormons nicht im Gehirn aktiv, sondern im Darm.

Serotoninmangel verstimmt die Verdauung

Serotonin ist an verschiedenen Verdauungsvorgängen, im Wesentlichen aber an der Beweglichkeit des Darmes beteiligt. Östrogen beeinflusst die Wirkung von Serotonin positiv. Es vermehrt die Serotoninrezeptoren und lässt sie empfindlicher reagieren. Was im Gehirn zur Stimmungsaufhellung führt, bewirkt im Darm eine geregelte Bewegung.
Ein Anstieg des Progesterons hingegen schränkt die Wirksamkeit des Serotonins ein und es kommt nicht nur zu Stimmungstiefs, sondern auch zu einer verminderten Aktivität der glatten Darmmuskulatur. Das erklärt, warum so viele Frauen in den Tagen vor den Tagen eine verlangsamte und mühsame Verdauung und einen Blähbauch haben.
Der »Entzug« von Glückshormonen löst bei vielen Frauen Lust auf Schokolade und Süßes als »Ersatzdroge« aus. Für unseren Bauch sind jetzt aber gesunde uns anregende Lebensmittel die bessere Wahl.

Die Früchte des Mönchspfeffers hemmen das Hormon Prolaktin und helfen damit bei vielen PMS-Beschwerden.

Prostaglandine verursachen Durchfall und Darmkrämpfe

Noch eine weitere Gruppe von Gewebshormonen ist »schuld« an Verdauungsbeschwerden vor der Periode: die Prostaglandine. Diese sind wichtig für die Zusammenziehung der Gebärmutter, natürlich bei der Geburt eines Kindes, aber eben auch während der Menstruation, bei der die Gebärmutter die während des Zyklus aufgebaute Schleimhaut ausstößt. Ebendiese Prostaglandine bewirken aber, wenn ihre Konzentration im Gewebe erhöht ist, auch eine schmerzhafte Zusammenziehung der Darmmuskulatur und damit Durchfall sowie beschleunigte Verdauung. Große Mengen an tierischen Lebensmitteln erhöhen die Prostaglandinkonzentration erheblich, sodass man vor der Periode vegetarisch, besser sogar vegan essen sollte. Milchprodukte begünstigen eine Übersäuerung des Organismus, eine weitere mögliche Ursache von Menstruationskrämpfen (siehe Seite 51).

Trockenfrüchte, Leinsamen und Indischer Flohsamen bringen Schwung in die Verdauung

Bewegung und ballaststoffreiche, schonende Ernährung helfen bei verlangsamter Verdauung. Zu Abführmitteln sollten wir nur greifen, wenn es wirklich nicht anders geht, sie können sogar abhängig machen. Es ist immer besser, Beschwerden nicht mit Chemie »wegzumachen«, sondern die Verdauung ganzheitlich, mit Bewegung, Ernährung und pflanzlichen Hausmitteln, wieder ins Gleichgewicht zu bringen. Trockenfrüchte, besonders Feigen und Pflaumen, sowie Leinsamen und Indischer Flohsamen sind großartige Helfer aus der Natur. Essen Sie 1 bis 2 Esslöffel täglich von einem dieser Nahrungsmittel und trinken Sie unbedingt reichlich dazu. Sonst kann der Darm den Dehnimpuls, der durch die ballaststoffreichen Hilfsmittel entsteht und zu besserer Verdauung führt, nicht weiter verarbeiten.
Trinken Sie außerdem morgens nach dem Aufstehen ein Glas warmes Wasser langsam und Schluck für Schluck. Das wirkt oft Wunder.

> ### Mastodynon
>
> Mastodynon ist ein altbekanntes Fertigarzneimittel bei Brustbeschwerden und unangenehmen Zuständen aller Art vor der Periode. Es enthält Mönchspfeffer in Urtinktur, außerdem Alpenveilchen, Tigerlilie, Ignatiusbohne, blauem Hahnenfuß und Schwertlilie in homöopathischer Dosierung. Nehmen Sie 2-mal täglich jeweils 1 Tablette in etwas Wasser, beginnend mit dem Eisprung bis zur kommenden Periode.

Frauenkräuter für einen entspannten Bauch

Fenchel *(Foeniculum vulgare)* und **Kümmel** *(Carum carvi)* entkrampfen und entblähen.

Kamille *(Matricaria chamomilla)* wirkt ebenfalls krampflösend, und beruhigend auf den Darm und nimmt die Bauchschmerzen.

Süßholzwurzel *(Glycyrrhiza glabra)* fördert die Verdauung.

Kurkuma *(Curcuma longa)* wirkt beruhigend und krampflösend, besonders auf Magen und Darm, und hemmt die Synthese der Schmerzen und Krämpfe auslösenden Prostaglandine.

Kurkuma-Drink »Bloody Mary«

Gegen Durchfall und Krämpfe vor der Periode

250 ml Tomatensaft * 3 bis 5 g gemahlener Kurkuma * 1 Prise Pfeffer * nach Geschmack 1 bis 2 TL Leinöl

Leinöl enthält viele Omega-3-Fettsäuren und wirkt ebenfalls der Prostaglandinbildung entgegen.
Den Tomatensaft mit Kurkuma und Pfeffer mischen und nach Belieben 1 bis 2 Teelöffel Leinöl unterrühren. Zurücklehnen und genießen.
* Genießen Sie Ihre »Bloody Mary« beginnend etwa 3 Tage vor der Periode täglich, entweder als Zwischenmahlzeit oder schluckweise über den Tag verteilt.

Himbeerblätter-Tee

Zur Entspannung und für angenehme Verdauung vor den Tagen

Der altbewährte Hebammentee zur Erleichterung und Einleitung der Geburt hilft auch für den wehen Bauch vor den Tagen wunderbar.

1 EL Himbeerblätter

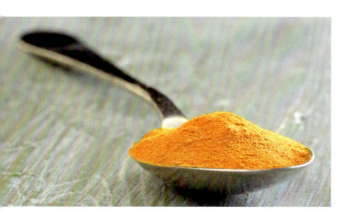

Übergießen Sie für eine große Tasse 1 Esslöffel Himbeerblätter mit 250 ml Wasser, das zuvor gekocht hat. 5 Minuten ziehen lassen, abseihen und angenehm warm genießen.
* In den Tagen vor den Tagen täglich 2 bis 3 Tassen (500 ml) trinken.

Anregender Bauchtee

Bei Bauchkrämpfen und verlangsamter Verdauung

1 Teil Fenchel * 1 Teil Kümmel * 1 Teil Kamillenblüten * 1 Teil Süßholzwurzel

1 Für eine große Tasse 1 gehäuften Teelöffel der Mischung in einen Topf geben und mit 250 ml kochendem Wasser übergießen.
2 Lassen Sie diesen Sud einige Minuten weiterköcheln, dann abseihen und genießen.
* In den Tagen vor den Tagen täglich 2 Tassen (500 ml) trinken.
Vorsicht: Süßholzwurzel nicht anwenden in der Schwangerschaft, bei Lebererkrankungen, Bluthochdruck, Diabetes oder Hormoneinnahme!

Bauch-Massageöl

Für einen entspannten Bauch in den Tagen vor den Tagen

50 ml Mandelöl * 1 bis 2 Tropfen Kamillenöl * 1 bis 2 Tropfen Majoranöl * 1 bis 2 Tropfen Kardamomöl

Fast ein Wundermittel: Kurkuma wirkt verdauungsfördernd, krampflösend und immunstimulierend.

Geben Sie das Mandelöl zusammen mit den Aromaölen in ein dunkles Fläschchen und schütteln Sie gut durch.

* Bei Bedarf reiben Sie dieses Öl großflächig auf Ihren gesamten Bauch, und zwar im Uhrzeigersinn, mit liebevollen, streichenden Bewegungen der ganzen Hand. Das tut wunderbar gut und hilft für Entspannung und Balance.

Wassereinlagerungen und Gewichtszunahme

Nicht wenige Frauen beschreiben eine unerklärliche Gewichtszunahme von bis zu 3 kg vor der Periode. Der Grund ist die vermehrte Einlagerung von Wasser ins Gewebe, die durch Östrogene begünstigt wird. Wenn also vor der Periode zu wenig von dem Gelbkörperhormon Progesteron wirksam ist, macht sich die Östrogenübermacht sehr unangenehm bemerkbar. Abhilfe schafft alles, was die Wasserausscheidung aus dem Gewebe anregt. Kaltes Duschen zum Beispiel, Schwimmen und Lymphmassagen bringen gute Linderung. Immer wichtig ist reichliches Trinken von reinem Wasser. Ein Verzicht auf allzu salzhaltige Ernährung unterstützt zusätzlich. Auch Ruhe zwischendurch tut einfach gut. Legen Sie Ihre Beine hoch, sooft Sie können. Die Tage vor den Tagen sind die ideale Sofazeit.

Frauenkräuter gegen Wassereinlagerungen

Die Brennnessel *(Urtica urens)* ist unsere Zauberpflanze, wenn es um lästige Wassereinlagerungen geht. Sie wirkt harntreibend und entwässernd.

Liebstöckelkraut *(Levisticum officinale)* wirkt ebenfalls stark entwässernd und harntreibend und außerdem menstruationsfördernd. Das ist vor der Periode

Sanft & schnell

* **Urtica dioica-Urtinktur** (Brennnessel, Ceres): In den Tagen vor den Tagen 1- bis 3-mal täglich jeweils 3 Tropfen pur oder in Wasser einnehmen.

Hilft übrigens auch zur Entgiftung und gegen Frühjahrsmüdigkeit.

mehr als erwünscht. Aus dem gleichen Grund sollte Liebstöckel aber in der Schwangerschaft nicht angewendet werden.

Brennnessel-Liebstöckel-Tee

Zum Verschlanken und Entwässern

1 Teil Brennnesselblätter * 1 Teil Liebstöckelkraut

Übergießen Sie für eine große Tasse 1 Esslöffel Brennnesselblätter oder -kraut gemischt mit getrocknetem Liebstöckelkraut mit 250 ml Wasser, das zuvor gekocht hat, und lassen Sie alles 5 bis 10 Minuten ziehen. Abseihen und genießen.

* Trinken Sie 2 bis 3 Tassen (500 ml) Verschlankungstee täglich, sobald Ihr Körper auf Flüssigkeitseinlagerung schaltet. Nicht gegen Wassereinlagerungen in der Schwangerschaft verwenden.

In Maßen kann Brennnesseltee übrigens auch in der Schwangerschaft zum Entwässern getrunken werden. Sprechen Sie das, wenn medizinische Probleme hinzukommen, immer mit Ihrer behandelnden Frauenärztin ab.

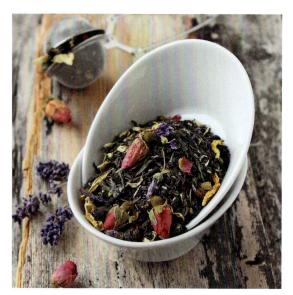

Rose und Lavendel – Seelenheil in den Tagen, die der dunklen Seite des Mondes in uns gewidmet sind.

Stimmungsschwankungen, Traurigkeit, Reizbarkeit und Wut

Der griechische Arzt Hippokrates erklärte vor rund 2 500 Jahren die weiblichen Stimmungsschwankungen vor der Periode als Folge eines »verhinderten Abflusses des Menstruationsblutes«. Das Problem ist altbekannt.

Überwiegen die psychischen Beschwerden vor der Periode über die körperlichen, nennt man das heutzutage elegant »prämenstruell dysphorisches Syndrom« – und empfiehlt häufig Psychopharmaka. Das kann als letzter Ausweg manchmal notwendig sein, denn diese prämenstruellen Veränderungen unseres Befindens können in schweren Fällen so gravierend sein, dass ein normales Leben kaum noch möglich ist und Partnerschaft, Familie und berufliches Umfeld monatlich eine Zerreißprobe erleben.

Das Phänomen ist letztlich in den sich verändernden oder auch unausgeglichenen Hormonverhältnissen zu dieser Zykluszeitphase begründet. Diese lassen sich aber oft auch in guten Hormontests nicht nachweisen. Die Einnahme von naturidentischem Progesteron, dem Gelbkörperhormon der zweiten Zyklushälfte, kann eine mögliche Therapie sein (siehe dazu auch Seite 145).

»Fremde« Gefühle verstehen lernen

Es ist, als würden unsere Gefühle in diesen Tagen ein sehr beängstigendes und manchmal auch bedrohliches Eigenleben führen. Nach den vielen Jahren des aufmerksamen Hörens von Frauengeschichten glaube ich allerdings nicht mehr, dass die auftretenden Gefühle so rein gar nichts mit uns und unserem Leben zu tun haben. Sie sind heftig, oft unkontrollierbar, nicht mehr der aktuellen Situation angemessen. Aber es sind unsere Gefühle, die oft tief verborgene Gründe in unserer Lebensgeschichte oder in unserer aktuellen Lebenssituation haben. Ich vergleiche diesen Zustand manchmal gerne mit der »dunklen Seite des Mondes«: Sie ist immer da, auch wenn wir uns den Mond nur als strahlend und hell vorstellen – weil wir die dunkle Seite eben nicht direkt wahrnehmen können.

Sie sind heftig und wirken uns fremd, aber es sind unsere eigenen Gefühle, die oft tief verborgene Gründe in unserem Leben haben.

Darum ist es auch letztlich so wichtig und wertvoll, all das Ungereimte und Unangenehme, das manchen von uns in den Tagen vor den Tagen begegnet, nicht einfach nur wegzudrücken, sondern, so gut es geht, damit leben zu lernen, darauf zu hören, es in uns zu umarmen. Hormontherapie, Pille und Psychopharmaka sind mögliche Antworten auf besonders schwere Fälle. Vollkommen ausreichend, sanfter und besser ist aber meistens natürliche Hilfe aus dem Reich der Heilpflanzen.

Frauenkräuter bei Stimmungsschwankungen und depressiven Verstimmungen

Frauenmantel *(Alchemilla vulgaris)* trägt zur hormonellen Balance bei und schenkt uns im übertragenen Sinne einen Mantel, eine Schutzhülle für unser Frausein.

Schafgarbe *(Achillea millefolium)* hilft, dass wir nicht alles, was in und um uns herum vorgeht, so stark auf der Bühne unseres weiblichen Körpers leben müssen. Das kann sehr entlastend sein!

Johanniskraut *(Hypericum perforatum)* ist ein hochwirksames pflanzliches Antidepressivum, ein Seelenaufheller für die Tage, die uns viel zu dunkel erscheinen.

Hormonregulationstee

Für die Seelenbalance

1 Teil Frauenmantel * 1 Teil Schafgarbe

Für eine große Tasse 1 bis 2 Teelöffel der Mischung mit 250 ml Wasser, das zuvor gekocht hat, überbrühen. 10 Minuten ziehen lassen, abseihen und genießen.
* **2 Tassen täglich. Es kann sinnvoll sein, diesen Tee über 2 bis 3 Zyklen durchgehend einzunehmen.**

Mönchspfefferkur

Wunderbar zyklusunterstützend wirkt auch Mönchspfeffer.

Mit Vitex-Agnuscastus-Tinktur oder Tabletten (z. B. Agnucaston Tabletten von Bionorica oder Agnolyt-Dilution von Madaus) können Sie eine Kur über 2 bis 3 Zyklen machen, nach Absprache mit Ihrer Frauenärztin ist auch eine längere Einnahme möglich: Morgens gleich nach dem Aufstehen, noch vor dem Frühstück, 1 Tablette beziehungsweise 20 Tropfen einnehmen.

Eine andere Möglichkeit ist, den Mönchspfeffer, der zyklusregulierend und gelbkörperartig wirkt, nur vom Eisprung bis zum Periodenbeginn, also nur in der zweiten Zyklushälfte, einzunehmen.

Seelenheiltee

Für Entspannung und Beruhigung in den Tagen vor den Tagen

1 Teil Melissenblätter * 1 Teil Lavendel *
1 Teil Rosenblütenblätter

Für eine große Tasse 1 bis 2 Teelöffel dieser Mischung mit 250 ml Wasser, das zuvor gekocht hat, übergießen. 10 bis 15 Minuten ziehen lassen, abseihen und genießen. Der Tee ist auch kalt sehr lecker.
* **Bei Bedarf mehrmals täglich eine Tasse trinken.**

Sanft & schnell

* **Alchemilla-Urtinktur** (Frauenmantel, Ceres): 1- bis 2-mal täglich jeweils 3 Tropfen pur oder in Wasser einnehmen. Entweder nur in den schwierigen Tagen bis zum Beginn der Periode oder im Sinne einer Kur durchgehend über 2 bis 3 Monate.

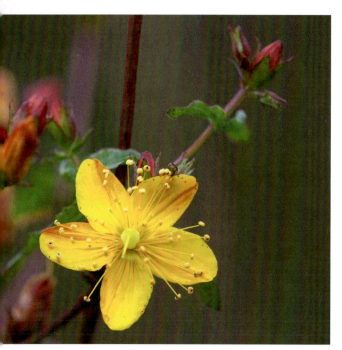

Seelenlicht: Man sagt, dass Johanniskraut die Sonne sammelt, um Sie uns in dunklen Stunden zu schenken.

Johanniskrauttee

Licht und Wohlgefühl für die Seele

1 Esslöffel Johanniskrautblätter und -blüten

Setzen Sie für 1 große Tasse das Johanniskraut mit 250 ml kaltem Wasser an und erhitzen Sie dieses. 5 Minuten ziehen lassen, abseihen und genießen.
✴ **In den Tagen vor den Tagen 2 bis 3 Tassen (500 ml) täglich trinken.**

Schlafstörungen, Ein- und Durchschlafstörungen vor der Periode sind in ihren Ursachen vergleichbar mit den für die Wechseljahre typischen Beschwerden.
▶ Rezepte und Anwendungen finden Sie im Kapitel »Stimmungsschwankungen & Co.« ab Seite 140.

Frieren & Schwitzen

Kälte- und Hitzegefühle, oft auch in schnellem Wechsel, sind kurz vor der Periode möglich. Schuld sind auch hier zu starke Hormonschwankungen. Das Temperaturregulationszentrum im Gehirn reagiert sehr stark auf den Östrogenspiegel. Ist dieser relativ zu hoch, zum Beispiel weil die Gelbkörperhormonbildung schwächelt, frieren wir, ist er niedrig, schwitzen wir entsprechend.

Hormonregulierende und damit auch temperaturregulierende Frauenkräuter

Frauenmantel *(Achemilla vulgaris)* und **Schafgarbe** *(Achillea millefolium)* wirken hormonell ausgleichend und leicht gelbkörperhormonartig, unterstützen also die Zyklusphase vor der Periode sehr gut. Auch hier wirkt der Hormonregulationstee von Seite 93 wunderbar.

Johanniskraut – Wundermittel für die Nerven

Speziell bei Traurigkeit und depressiver Verstimmung ist Johanniskraut ein sehr wirkmächtiges Nervenberuhigungsmittel. Verwendet wird das obere Drittel des blühenden Krauts, im Sommer gesammelt.
Verträglichkeit: Johanniskraut verändert die Sonnenempfindlichkeit der Haut und wird besser nur im Winter eingenommen. Niemals in der Schwangerschaft, es kann eine Fehlgeburtsneigung unterstützen.
Wechselwirkungen mit anderen Medikamenten: Johanniskraut kann die Wirksamkeit anderer Medikamente wie Psychopharmaka, Gerinnungshemmer und oder der Pille herabsetzen, weil es die Entgiftungs- und Abbaufunktion der Leber unterstützt. Die Einnahme ist dann nicht sinnvoll.

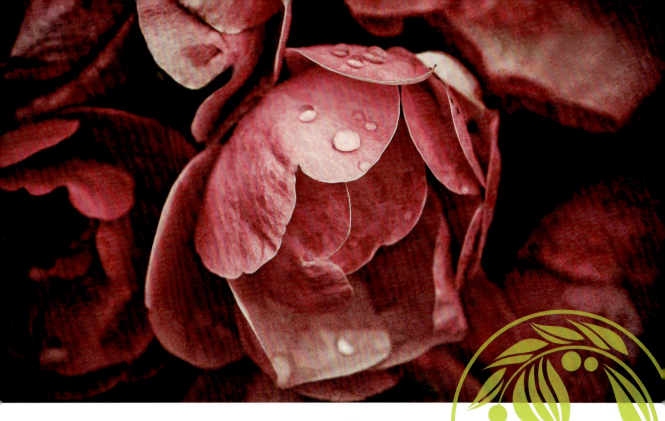

Myome, Zysten, Endometriose

Zu viel des Guten. Gutartige Wucherungen können überall im Körper auftreten. Myome und Zysten wachsen hormonabhängig und kommen häufiger, wenn die Wechseljahre so ganz langsam vor der Tür stehen.

Man unterscheidet die gutartigen Wucherungen nach der Art des Gewebes, von dem sie ausgehen. Sie verursachen entsprechend mögliche Beschwerden, die nicht zu verwechseln sind mit den »normalen« Begleiterscheinungen unserer Monatsblutung.
Myome sind gutartige Wucherungen der Gebärmuttermuskulatur. **Zysten** sind flüssigkeitsgefüllte Hohlräume, die sich an den Eierstöcken bilden können. **Endometriose** ist eine häufig viel zu spät erkannte Frauenkrankheit, bei der sich Gebärmutterschleimhaut außerhalb der Gebärmutter ansiedelt und sogenannte »Schokoladenzysten« bildet. Die Schleimhaut baut sich zyklusabhängig genauso auf wie die in der Gebärmutter, kann aber nicht abbluten. Es kommt darum zu blutgefüllten Zysten, den besagten Schokoladenzysten.
Die Gutartigkeit all dieser Veränderungen kann relativ schnell und sicher von der Frauenärztin im Ultraschall beurteilt werden.

Myome

Circa 25 bis 35 Prozent aller Frauen über 30 haben Myome. Sie wachsen östrogenabhängig und können darum nach den Wechseljahren nicht neu entstehen. Nach der Menopause wachsen sie nicht mehr und werden häufig sogar wieder kleiner.

Sie können in allen Teilen der Gebärmutter auftreten: Als subseröse Myome unter der die Gebärmutter umgebenden Spiegelhaut, als intramurale Myome im Muskelgewebe der Gebärmutter selbst und als subendometriale Myome unter der Schleimhaut der Gebärmutter. Subendometriale Myome in der Gebärmutterschleimhaut führen am häufigsten zur Hauptkomplikation, den verlängerten und verstärkten Blutungen. Je nachdem, wie groß die Myome sind und wo sie liegen, können sie zu verschiedenen Symptomen führen.

Symptome

Bei folgenden Beschwerden sollten Sie sich auf Myome untersuchen lassen:
- Blutungsstörungen
- Schmerzen beim Geschlechtsverkehr
- Kreuzschmerzen
- Blasenbeschwerden
- Verdauungsbeschwerden

Myome richtig behandeln: Operation oder mit ihnen leben?

Früher hat man Myome grundsätzlich operiert. Sie waren für so viele Frauen ein Hauptgrund für die Gebärmutterentfernung mit den Wechseljahren. Wenn dann »sicherheitshalber« gleich die Eierstöcke mit entfernt wurden, nannte man das »Totaloperation«. Die Frauen der Generation 60 plus wissen, wovon die Rede ist …

Seit dem Jahrtausendwechsel hat sich dieses Vorgehen zum Glück geändert. Wir wissen, wie wichtig die Gebärmutter als symbolisches Zentrum unseres Frauseins ist und wie umfangreich sie durch ihre Bandaufhängung und Nerven- und Blutversorgung zum Gleichgewicht in unserer Körpermitte beiträgt. Wir wissen, wie wichtig die Integrität und Unversehrtheit unseres Körpers für unsere bleibende Gesundheit ist. Operationen können manchmal unumgänglich sein und heilen. Unnötige Operationen können aber ebenso zu vermeidbaren heftigen Folgekomplikationen wie Blasenentleerungsstörungen und Senkungsproblemen führen. Auch ist jede Operation mit einer Vollnarkose verbunden, führt zur Narbenbildung und hat auch in Zeiten bestmöglicher Medizin wie heute immer auch mögliche Risiken.

> *Die Gebärmutter hat mehr als nur eine Funktion, sie ist unsere innere Mitte, das symbolische Zentrum unseres Frauseins.*

Heutzutage operiert man Myome nur, wenn Beschwerden auftreten, die man anders nicht in den Griff bekommt, oder wenn sie so schnell wachsen und zahlreich sind, dass man nicht die Wechseljahre abwarten kann, weil eine Operation immer risikoreicher würde. Häufiger, als man denkt, ist eine gebärmuttererhaltende OP mittels Bauchspiegelung möglich. Immer wenn Operationsentscheidungen anstehen, lohnt es sich, eine zweite Meinung einzuholen. In vielen großen Kliniken und Operationszentren gibt es ausgezeichnete Myom-Sprechstunden.

Endometriose

Endometriose ist ebenfalls eine sehr häufige gynäkologische Erkrankung. 5 bis 10 Prozent aller Frauen haben Endometrioseherde, aktive Gebärmutterschleimhaut-Inseln außerhalb der Gebärmutter. Die Dunkelziffer ist enorm hoch: Es dauert im Schnitt mehrere Jahre, bis die Diagnose gestellt wird.

Diese kann über Ultraschall erfolgen, die Absicherung des Befundes und die Feststellung des Ausmaßes erfolgt über eine Gewebeentnahme im Rahmen einer Bauchspiegelung.

Symptome

Die wohl schlimmste Beschwerde, die durch Endometriose hervorgerufen werden kann, sind erhebliche, oftmals unerträgliche Menstruationsschmerzen. Außerdem kann die Endometriose auch zu teils erheblichen Verwachsungen führen, die die Fruchtbarkeit beeinträchtigen können.

Ursachen

Die Ursachen für die Erkrankung sind bis heute nicht vollständig geklärt. Extrauterine, außerhalb der Gebärmutter vorkommende, Gebärmutterschleimhaut wird von einem gut funktionierenden Immunsystem als »am falschem Ort« erkannt und abgebaut. Bei Endometriose-Patientinnen scheint das nicht zu funktionieren, das Immunsystem identifiziert die »verirrten« Zellen nicht als solche, sodass sie sich ungehindert im Bauchraum ansiedeln können. Möglicherweise spielt ein fehlerhaft arbeitendes Immunsystem bei der Entstehen von Endometriose eine wichtige Rolle. Das würde auch ihr häufiges Auftreten gemeinsam mit Morbus Hashimoto erklären, einer Autoimmunerkrankung der Schilddrüse, die bei Frauen immer häufiger vorkommt.

Endometriose braucht ganzheitliche Unterstützung

Früher hat man bei Endometriose-Befunden immer gleich operiert. Da es sich hierbei jedoch um eine chronische Erkrankung handelt, können wir selbst nach einer erfolgreichen operativen Entfernung der Schleimhautherde nie sicher sein, dass sie nicht zurückkommt. Nachdem man diese hohe Rückfallgefahr und das Risiko neuer Verwachsungen erkannt hat, bevorzugt man heutzutage ein eher abwartendes und alternatives Vorgehen. Endometriose wächst östrogenabhängig, darum wird mit gestagenbetonten Antibabypillen und anderen entsprechend ausgleichend wirkenden Hormonen therapiert.
Immer mehr wird dabei bewusst, dass Endometriose als chronische Erkrankung, die vielfältige Folgen für die Gesundheit, Lebensqualität und das seelische Befinden hat, ein ganzheitliches Therapiekonzept braucht. Experten können einschätzen, wie viel Medizin nötig und wie viel Naturheilkunde möglich ist. Oft ist es sinnvoll, sich in einem auf Endometriose spezialisierten Zentrum behandeln zu lassen.

Wucherungen als Sprachrohr der Seele verstehen

Im übertragenen Sinne kann man die gutartigen Wucherungen an Gebärmutter, Eierstöcken und im Unterleib als »Knoten« oder »zu Gebärendes« ansehen. Das hat für jede Frau eine ganz eigene Bedeutung und will nicht im Sinne einer einfachen Küchenpsychologie verstanden sein. Ein Myom kann für einen uneingestandenen Kinderwunsch stehen, kann aber auch Aspekte unserer Kreativität und Verwirklichung anderer Art repräsentieren. Es ist immer spannend und oft sehr lohnenswert, zu erforschen, wann und warum man in einer bestimmten Weise erkrankt. Oft können wir das nicht verstehen, manchmal später, manchmal nie. Manchmal gibt es auch keine Erklärung und sicher ist die Seele nie »schuld« an der Erkrankung. Vielmehr sind Körper, Seele und Geist Ausdruck unseres all-einen Seins und nicht unabhängig voneinander zu verstehen.

Keine Ursachenforschung darf dazu führen, dass wir notwendige und die Beschwerden lindernde Therapien nicht in Anspruch nehmen. Das Einladen der Seelenbotschaft ist jedoch ein spannender und schöner Weg, uns selbst immer besser kennenzulernen und mehr und mehr ganz heil zu werden.

Das Einladen der Seelenbotschaft ist ein schöner Weg zur Aktivierung unserer Selbstheilungskräfte.

Wir können, auch wenn es nicht leicht ist, jede Krankheit auch als Chance nutzen. Wenn uns das gelingt, werden vielleicht unsere Selbstheilungskräfte aktiv. Gute Gedanken und eine positive Sichtweise scheinen ein ganz wesentlicher Aspekt von Heilung zu sein. Das wünsche ich Ihnen.

Durch Bewegung die Durchblutung anregen

Gut tut auch alles, was Leben und bessere Durchblutung in den Unterleib bringt. Tanzen ist ein sehr schöner Weg, gesund zu werden und lebendig zu bleiben. Orientalischer Tanz, der seine Bewegungen stark aus dem Bauch und Becken entwickelt, macht viel Freude und vermittelt ein ganz neues Körpergefühl. Gerade, wenn hormonelle Dysbalancen im Hintergrund ursächlich beteiligt waren, ist Yoga, und zwar besonders das Hormon-Yoga nach Dinah Rodrigues, eine wunderbare Weise, wieder besser ins Lot zu kommen.

Osteopathie & Co.

Unbedingt sind Körpertherapien Bestandteil eines ganzheitlichen Therapiekonzepts von Myomen und Endometriose. Die mit den inneren Organen und deren bindegewebigen Aufhängungen arbeitende Osteopathie im Besonderen führt nicht selten zu verblüffenden Erfolgen und hilft, Beschwerden zu beseitigen.

Homöopathie, Akupunktur und TCM sowie alle ganzheitlichen Heilverfahren aus Profihand bieten gute Hilfe. Fragen Sie den Therapeuten, wie viel Erfahrung er oder sie mit Ihrem Erkrankungsbild hat.

Frauenkräuter bei Myomen

Unterstützende Phytotherapie in Absprache mit den Ärzten kann man sehr gut auch selbst anwenden. Es kommt besonders darauf an, den Hormonhaushalt zu regulieren und die entgiftenden Organe Leber und Niere zu unterstützen.

Rosmarin *(Rosmarinus officinalis)* fördert die Durchblutung der Gebärmutter. Falls Ihre Myome allerdings starke Blutungen verursachen, nicht anwenden.

Schafgarbe *(Achillea millefolium)* unterstützt die Aktivität der Leber, die aus ganzheitlicher Sicht bei Myomen als Schwachpunkt gilt.

Brennnessel *(Urtica urens* und *dioica)* unterstützt die Aktivität der Nieren und der Leber. Außerdem ein guter Eisenlieferant bei starken Blutungen.

Himbeerblätter *(Rubus idaeus)* wirken hormonregulierend und stärken die Gebärmutter.

Hirtentäschel *(Capsella bursa-pastoris)* wirkt blutungsstillend.

Frauenmantel *(Alchemilla vulgaris)* wirkt hormonell regulierend.

Achtung: Egal, für welche der Pflanzenheilweisen Sie sich entscheiden, gehen Sie diesen Weg nie allein. Nach einem Einnahmezeitraum von 2 bis 3 Monaten sollte eine Kontrolle des Therapieerfolgs durch Ihre Frauenärztin erfolgen, zum Beispiel mittels Ultraschall.

Myomheiltee

Vorbeugung, Wachstumsstopp und teilweise sogar Rückbildung

1 Teil Rosmarin ∗ 1 Teil Schafgarbe ∗ 1 Teil Brennnesselblätter ∗ 1 Teil Himbeerblätter ∗ 1 Teil Hirtentäschelkraut ∗ 1 Teil Frauenmantelkraut

Wenn keine verstärkten Menstruationsblutungen auftreten, das blutungsstillende Hirtentäschel weglassen. Bei starken Blutungen bitte Rosmarin nicht anwenden, ebenso wenig in der Schwangerschaft. Für eine große Tasse 1 Esslöffel der Mischung mit 250 ml Wasser übergießen, das zuvor gekocht hat. 10 Minuten ziehen lassen, abseihen und genießen.
∗ Über 6 bis 8 Wochen täglich 1 bis 2 Tassen (500 ml) genießen. Danach bitte das weitere Vorgehen mit Ihrer Frauenärztin abstimmen. Nicht in der Schwangerschaft!

Wenn keine Bedenken bestehen, kann die Kur mit dem Myomheiltee auch länger fortgesetzt werden. Es ist allerdings immer gut, zwischendrin Pausen zu machen, weil sich der Organismus sonst an die Heilpflanzen gewöhnt und diese ihre Wirkung nicht mehr voll entfalten können.

Das Kraut der Goldrute wird zwischen Ende Juli und Anfang August, zur Zeit der Blüte, gesammelt.

Frauenkräuter bei Zysten und Endometriose

Es kommt darauf an, den Hormonhaushalt in Richtung Progesteron zu regulieren. Und natürlich Menstruationsschmerzen und -beschwerden zu lindern.

Schafgarbe *(Achillea millefolium)* unterstützt die Ausscheidung über die Leber.

Goldrute *(Solidago virgaurea)* unterstützt die Nierenfunktion.

Ackerschachtelhalm *(Equisetum arvense)* unterstützt die Stabilität des Bindegewebes und enthält Mineralien.

Frauenmantel *(Alchemilla vulgaris)* wirkt gelbkörperähnlich.

Melisse *(Melissa officinalis)* wirkt entkrampfend.

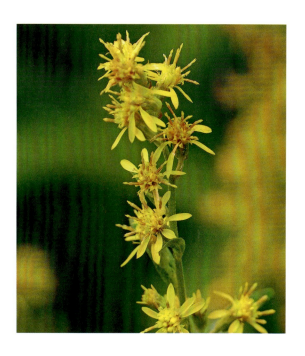

Himbeerblätter *(Rubus idaeus)* wirken hormonregulierend, entkrampfend, die Gebärmutter tonisierend und stärkend.

Gänsefingerkraut *(Potentilla anserina)* wirkt entkrampfend.

Endometriose- und Zystentee

Heilung und Wohlgefühl

1 Teil Schafgarbenkraut * 1 Teil Goldrutenkraut * 1 Teil Ackerschachtelhalm * 1 Teil Frauenmantelkraut * 1 Teil Melissenblätter * 1 Teil Himbeerblätter * 1 Teil Gänsefingerkraut

Für eine große Tasse 1 EL Heilpflanzen-Mischung mit 250 ml nicht mehr kochendem Wasser übergießen. 10 bis 15 Minuten zugedeckt ziehen lassen, dann abseihen und genießen.
* Täglich 2 bis 3 Tassen (etwa 500 ml) über 6 bis 8 Wochen im Sinne einer Kur trinken, am besten über den Tag verteilt.

Schafgarben-Auflage

Zur Schmerzlinderung und Heilung

3 EL Schafgarbenkraut

1 Bereiten Sie einen starken Sud aus 3 Esslöffel des getrockneten Krauts und 1 Liter Wasser zu, das zuvor gekocht hat. Lassen Sie diese Mischung 15 Minuten ziehen. Anschließend abseihen.
2 Tränken Sie ein dünnes Tuch in dem warmen Sud und legen Sie es ausgedrückt auf Ihren Unterleib. Ruhen Sie für mindestens eine halbe Stunde. So kann die Schafgarbe ihre Heilwirkung durch die Haut direkt zur Gebärmutter hin entfalten. Und die Ruhe tut sehr gut, ist »Zeit für mich«. Auch das ist heilsam.
* **Am besten täglich anwenden, mindestens aber 2- bis 3-mal pro Woche.**

Weitere wunderbare Tees und Anregungen gegen die Menstruationsschmerzen, mögliche Verdauungsbeschwerden und Krämpfe finden Sie auf den Seiten 50 bis 55 und 88 bis 91.

Sanft & schnell

Bei Myomen, Zysten und Endometriose

* **Millefolium-Urtinktur** (Schafgarbe, Ceres): Über 2 bis 3 Monate 2-mal täglich jeweils 1 bis 2 Tropfen pur oder in Wasser einnehmen.

* **Alchemilla-Urtinktur** (Frauenmantel, Ceres): Über 2 bis 3 Monate 2-mal täglich jeweils 1 bis 2 Tropfen pur oder in Wasser einnehmen.

* **Viscum album-Urtinktur** (Mistel, Ceres): Über 2 bis 3 Monate 2-mal täglich jeweils 1 bis 2 Tropfen pur oder in Wasser einnehmen.

Bei Endometriose

* **Viburnum opulus-Urtinktur** (Schneeball, Spagyra): Über 2 bis 3 Monate 2-mal täglich jeweils 10 Tropfen pur oder in Wasser einnehmen. Kann auch nur kurz vor und während der Periode zur Schmerz- und Krampflinderung eigenommen werden, dann ist auch längerfristige Einnahme möglich.

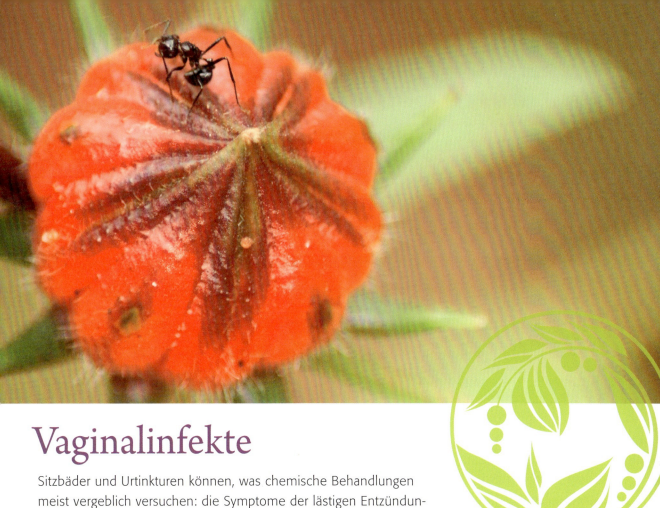

Vaginalinfekte

Sitzbäder und Urtinkturen können, was chemische Behandlungen meist vergeblich versuchen: die Symptome der lästigen Entzündungen beseitigen und zugleich dauerhafte Stabilität und Beschwerdefreiheit schenken.

Die Anzeichen der gefürchteten Infektionen sind unverkennbar. Weißer, bröckeliger Ausfluss und starker, manchmal unerträglicher Juckreiz in der Scheide oder am äußeren Genitale sprechen eine eindeutige, vielen wohlbekannte Sprache: Eine Pilzinfektion liegt vor. Der Erreger ist zumeist *Candida albicans*. Er kommt in geringen Mengen immer und fast überall vor. Meistens haben wir uns also nicht angesteckt, wie man sich das oft vorstellt, sondern die Immunabwehr der Vaginalschleimhaut hat es nicht mehr geschafft, das gesunde Gleichgewicht aufrechtzuerhalten.

Ursachen

Die Vaginalschleimhaut ist wie jede Haut und Schleimhaut im Körper, die Kontakt mit der Außenwelt hat, von einer großen Anzahl von Bakterien besiedelt. Diese Milchsäurebakterien, nach ihrem Entdecker Döderlein'sche Bakterien genannt, erzeugen durch die Abgabe von Milchsäure einen sauren pH-Wert im Milieu, den Säureschutzmantel der Scheidenschleimhaut. Wenn diese Bakterien nun in zu geringer Anzahl vorhanden sind, zum Beispiel nach einer Antibiotikabehandlung oder durch

Kontakt mit Chlor in öffentlichen Schwimmbädern, können sich andere Erreger, wie eben Pilze oder sonstige Bakterien, viel leichter ausbreiten. Zusätzlich begünstigend wirkt ein niedriger Östrogenspiegel, wie es ja beispielsweise nach dem Aufhören der Monatsblutungen in der Menopause der Fall ist. In den Vaginalzellen werden nämlich unter Östrogeneinfluss Nährstoffe für die Döderlein-Bakterien gebildet, sogenannte Glykogene. Wenn das Angebot niedrig ist, haben die gesunden Bakterien nicht mehr genug Nahrung und ihre Population geht zurück. Das merken Frauen nach der Menopause oft an hartnäckigen Vaginalinfekten oder häufigeren aufsteigenden Blasenentzündungen.

Begünstigende Faktoren

Zu enge Kleidung, synthetische Unterwäsche, zuckerreiche Ernährung, Darmpilzbefall, sonstige Medikamenteneinnahme, insbesondere Antibiotika oder Kortison, und auch die Antibabypille und eine Schwangerschaft begünstigen eine Dysbalance der Vaginalflora und damit auch Scheideninfektionen. Bei Beschwerden sollte man also als erstes immer auch auf Baumwollunterwäsche umsteigen, die man zudem auch heißer und damit hygienischer waschen kann, und zumindest vorübergehend auf Weißzucker verzichten. Also: Keine Süßigkeiten, kein Kuchen, keine gesüßten Getränke.

Vorbeugung und Erste Hilfe

Milchsäure zur Frühbekämpfung

Wenn leichte Beschwerden wie Missempfindungen oder vermehrter, aber noch nicht riechender oder juckender Ausfluss auftreten, lohnt es sich immer, als Erstes die Vaginalflora zu regulieren. So gestärkt kann unsere Vaginalschleimhaut die Erreger oft noch erfolgreich abwehren, bevor sie sich zu sehr ausbreiten. Es gibt eine Vielzahl sehr guter Produkte auf dem Markt. Ich empfehle eher die Apotheken-Produkte, weil dort eine gute Beratung erfolgen kann, was über das Internet nicht möglich ist. Die Zufuhr von Milchsäurebakterien oder auch Milchsäure zur stärkeren Ansäuerung des Milieus hilft oft verblüffend gut und innerhalb kurzer Zeit.

Milde Reinigung und Pflege zur Vorbeugung

Toll sind auch Milchsäure-Waschgels für den Intimbereich aus der Apotheke. Diese führen bei jedem Waschvorgang das Gesunde zu, anstatt es wie die synthetischen Duschgele wegzuwaschen. Diese enthalten zudem oft Konservierungsmittel und künstliche Duftstoffe, was das Intimmilieu weiter angreift. Oft reicht alleine das Umsteigen auf solche Waschgele, um von wiederkehrenden und chronischen Beschwerden wegzukommen und sich auch an unserem Venusort bleibend wohlzufühlen.

Joghurt?

Die Anwendung von Joghurt empfehle ich eher nicht. Gerade wenn die Joghurts keine Bio-Qualität haben oder schon älter sind, enthalten sie kaum für unsere Vaginalflora relevante Milchsäurebakterien. Und die Anwendung ist auch nicht sehr komfortabel. Die Linderung, die Frauen oft erleben, beruht am ehesten auf dem kühlenden Effekt des Joghurts. Ich empfehle lindernde und heilende Vaginalspülungen mit hochwirksamen Frauenkräutern.

Pilze oder Bakterien? – Selbst die richtige Diagnose stellen

Anhand der Symptome können wir selbst relativ einfach unterscheiden, um welche Form von Vaginalinfekt es sich handelt:

Pilzinfekte erkennt man am schlimmen Juckreiz. Der Ausfluss ist eher weißlich-bröckelig. Der pH-Wert des Vaginalmilieus liegt oft beinahe im Normbereich, nämlich ungefähr zwischen 3,5 und 4,0.

Bakterielle Scheideninfektionen fallen eher durch einen gelblich-grünen oder gräulichen Ausfluss auf, verursachen eher Stechen als Jucken und können zu sehr unangenehmem Geruch führen, der an Fisch erinnern kann. Das liegt daran, dass die Zerfallsprodukte der überwucherten Bakterien im Rahmen der Abbauvorgänge Stoffe entwickeln, sogenannte Amine, die fischig riechen. Auch bakteriellen Scheideninfektionen liegt ein gestörtes Gleichgewicht zugrunde. Sie fallen durch einen erheblich erhöhten pH-Wert des Milieus auf, der über 4,5 liegt.

Oft liegen auch Mischinfektionen aus Pilzen und Bakterien vor.

Vaginalinfekte als Symptom einer unausgeglichenen Paarbeziehung

Die Vagina ist der Ort unseres »Liebe-Machens«. Hier begegnen wir unserem Partner in intimster Weise. Näher kann das Du – der Geliebte, der Andere – uns physisch nicht kommen.

Wie geht es mir gerade eigentlich wirklich?

Manchmal wollen uns unerklärlich hartnäckige Vaginalinfekte auf Gefühle von Unwohlsein in der Partnerschaft hinweisen, die wir uns selbst noch gar nicht eingestanden haben. Das Wahrnehmen kann sehr

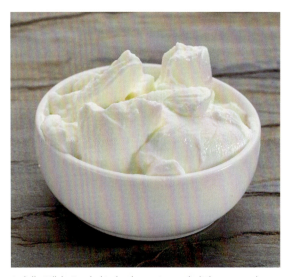

Auf die Milchsäurebakterien kommt es an bei einer gesunden Vaginalflora. Joghurt essen Sie aber lieber.

heilsam und entlastend sein. Die Frage »Wie geht es mir eigentlich gerade wirklich?« ist also unbedingt erlaubt.

Und auch, wenn in Ihrer Beziehung alles in Ordnung ist, kann die Lösung in einem klärenden Gespräch mit dem Partner liegen. Vielleicht beschert er uns, wie beim Pingpong-Spiel, die Infektion immer wieder neu, mit jeder intimen Begegnung. Wenn sinnvolle Therapien nicht zu langfristiger Beschwerdefreiheit führen, lohnt es sich auf jeden Fall, dass auch Ihr Partner seine Keimflora untersuchen lässt.

Natürliche Selbsthilfe

Früher hat man jede Normabweichung der Vaginalflora, sogar bei Beschwerdefreiheit, chemisch behandelt. Das führte dazu, dass sich aus akuten Infekten häufig chronische entwickelten und ein Problem vom nächsten abgelöst wurde, weil die vaginale Bakterienflora durch die chemischen Behandlungen immer weiter geschwächt wurde.

Ätherische Öle als unterstützende Zusätze

Versuchen Sie bei Spülungen und Sitzbädern den Zusatz von Aromaölen, um die Heilungswirkung noch zu verstärken. Diese sollten unbedingt reine, naturbelassene Öle sein. Zusatzstoffe zerstören die Heilwirkung.

* **Teebaumöl** *(Melaleuca alternifolia)* wirkt stark antibakteriell und pilztötend.

* **Lavendelöl** *(Lavandula angustifolia)* wirkt antibakteriell, pilztötend und wundheilungsfördernd.

* **Majoranöl** *(Origanum majorana)* wirkt antibakteriell und pilztötend.

* **Rosengeranienöl** *(Pelargonium graveolens)* wirkt insbesondere stark gegen Pilze.

Geben Sie bei Sitzbädern zunächst maximal 3 Tropfen eines Öls hinzu. Wenn keine Reizung auftritt, können Sie diese Dosierung vorsichtig erhöhen.
Besonders empfehlenswert für Vaginalspülungen ist der Zusatz von Lavendel-, Rosengeranien- oder Teebaumöl. Beginnen Sie, gerade wenn die Entzündung akut und sehr unangenehm ist, mit 1 bis 2 Tropfen und experimentieren Sie vorsichtig. Wenn die Schleimhaut wieder stabiler ist und die Beschwerden abklingen, können wir auch etwas mutiger dosieren.

Vaginalinfekte lassen sich aber nicht nur meist leicht und sicher selbst diagnostizieren, auch die Therapie mit Heilpflanzen ist wunderbar effizient und einfach. Stellt sich aber nach wenigen Tagen keine Besserung ein oder sind Sie sich nicht sicher, was los ist, gehen Sie unbedingt zum Frauenarzt, um die genaue Ursache der Vaginalinfektion abklären und behandeln zu lassen.
Wenn die Symptome eindeutig sind, Sie Ihren Körper gut kennen und eine sogenannte spezifische Infektion, also eine Geschlechtskrankheit, ausgeschlossen ist, kann man guten Gewissens erst einmal selbst versuchen, wieder gesund zu werden.

Frauenkräuter bei Vaginalinfekten

Frauenmantel *(Alchemilla vulgaris)* wirkt entzündungshemmend, durch ihren hohen Anteil an Gerbstoffen schleimhautheilend und ist hochwirksam gegen Bakterien, Pilze und Viren.

Schafgarbe *(Achillea millefolium)* ist stark entzündungshemmend, wirksam gegen Bakterien und Pilze sowie wundheilungsfördernd.

Ringelblume *(Calendula officinalis)* ist entzündungshemmend, wundheilungsfördernd sowie haut- und schleimhautregenerierend.

Ackerschachtelhalm *(Equisetum arvense)* wirkt ganz besonders gut bei Pilzbefall der Schleimhaut.

Vorsicht! Kamille *(Matricaria chamomilla)* eignet sich übrigens nicht für Sitzbäder oder Vaginalspülungen. Sie ist zwar wunderbar entzündungshemmend wirksam, trocknet die Haut aber zu stark aus.

Lokal mit Heilpflanzen behandeln

Sitzbäder und Vaginalspülungen zur lokalen Behandlung sind ideal bei vaginalen Infektionen.
Führen Sie sie zu Beginn möglichst mehrmals täglich, mindestens aber 2-mal durch. Wenn die Beschwerden zurückgehen, kann die Häufigkeit langsam reduziert werden. In wenigen Tagen sollte eine bleibende Besserung erzielt sein.
Vergessen Sie nicht die Nachbehandlung mit Milchsäure-Vaginalzäpfchen, um die Vaginalflora wieder aufzubauen und bleibend fit zu machen.

Sitzbäder

Sitzbäder sind eine tolle Möglichkeit zur Eigenbehandlung von Vaginalinfekten. Die entzündete Haut wird mit heilenden und wunderbar lindernden Auszügen umspült, die Wirkstoffe werden direkt aufgenommen und entfalten ihre Wirkung schnell und spürbar.
Gebadet wird nur der Unterleib. Bequem geht das in einer Sitzbadewanne aus dem Heilmittel-Fachgeschäft. Ein kleinerer Wäschekorb ohne Löcher aus dem Baumarkt tut es auch. Sie können auch die Badewanne zum Sitzbaden verwenden, wenn nicht stark färbende Pflanzen wie Kamille eingesetzt werden. Nehmen Sie sich eine halbe Stunde Zeit. Am besten ruhen Sie auch noch eine halbe Stunde nach. Heilung braucht neben hilfreichen Wirkstoffen immer auch Raum.
Sitzbäder sind auch in der Schwangerschaft wunderbar, allerdings sollte auf den Zusatz von Aromaölen verzichtet werden.

Die Rosengeranie zählt zu den Duftpelargonien und wirkt auch sehr gut bei strapazierter oder gestresster Haut.

Ringelblumen-Sitzbad

Bei bakteriellen Scheideninfektionen

1 Teil Frauenmantelkraut * 1 Teil Schafgarbenkraut *
1 Teil Ringelblumenblüten

1 Übergießen Sie für ein Sitzbad 4 bis 5 Esslöffel der Heilkrautmischung mit 1,5 bis 2 Liter Wasser, das zuvor gekocht hat, und lassen Sie das Ganze 10 Minuten ziehen, dann abseihen.
2 Gießen Sie diesen kräftigen Sud in Ihre Sitzbadewanne und geben Sie so viel klares, lauwarmes Wasser hinzu, dass die Badelösung gut Ihren Po bedeckt und angenehm körperwarm ist.
3 Baden Sie für maximal 20 Minuten Ihren Unterleib und lassen Sie die Pflanzen ihr Wunder tun. Danach lufttrocknen, nicht mit dem Handtuch abtrocknen oder gar reiben, und, wenn möglich, noch eine halbe Stunde nachruhen.

* Mehrmals täglich, mindestens 2-mal, anwenden.

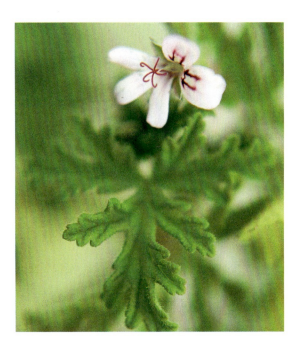

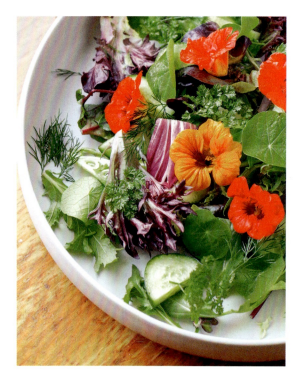

Kapuzinerkresse wirkt als natürliches Antibiotikum und unterstützt die Heilung vaginaler Infektionen ideal.

Ackerschachtelhalm-Sitzbad

Bei Pilzinfektionen

1 Teil Frauenmantelkraut * 1 Teil Schafgarbenkraut * 1 Teil Ackerschachtelhalm

1 Übergießen Sie für ein Sitzbad 4 bis 5 Esslöffel der Heilkrautmischung mit 1,5 bis 2 Liter Wasser, das zuvor gekocht hat, und lassen Sie das Ganze 10 Minuten ziehen. Diesen kräftigen Aufguss dann gründlich abseihen.
2 Gießen Sie diesen Aufguss in Ihre Sitzbadewanne und geben Sie so viel klares, lauwarmes Wasser hinzu, dass die Badelösung gut Ihren Po bedeckt und angenehm körperwarm ist.

3 Baden Sie für maximal 20 Minuten Ihren Unterleib und lassen Sie die Pflanzen ihr Wunder tun. Danach lufttrocknen, nicht mit dem Handtuch abtrocknen oder gar reiben, und, wenn möglich, noch eine halbe Stunde nachruhen.
* **Mehrmals täglich, mindestens 2-mal, anwenden.**

Vaginalspülungen

Mit den Kräutermischungen für die Sitzbäder können Sie auch Vaginalspülungen durchführen. Das geht schneller und schenkt angenehme Linderung und direkte Hilfe, wenn die Beschwerden sehr stark auf die Scheide konzentriert sind.
Vaginalduschen gibt es für wenig Geld, zum Beispiel von der Firma Multigyn. Nach der Anwendung spülen Sie die Vaginaldusche mit sehr heißem Wasser aus und lassen sie lufttrocknen. Dann können Sie sie wieder verwenden.
Achtung: Vaginalspülungen sollte man sicherheitshalber in der Schwangerschaft nicht durchführen!

Heilkräuter-Tampon

Für ganz Eilige und zur Anwendung unterwegs

Wenn Ihnen für all das die Zeit oder die Gelegenheit fehlt, können Sie auch einen kleinen Tampon in den jeweiligen unverdünnten Sitzbad-Sud von Seite 105 und 106, eventuell mit Zusatz von Aromaölen, tauchen. Hat er sich mit der Heillösung vollgesaugt, führen Sie ihn vorsichtig in Ihre Scheide ein.
* **1 bis maximal 2 Stunden wirken lassen, nicht länger. Der Kontakt mit und die leichte Reibung durch den Tampon tun der entzündeten Schleimhaut auf Dauer nicht gut.**

Innen wie außen gegen Infektionen

Nehmen Sie begleitend zur lokalen Behandlung Pflanzentees oder Urtinkturen ein, um die Heilung von innen zu unterstützen. Kräuter, die sich gut eignen, sind Kamille, Frauenmantel und Kapuzinerkresse.

Entzündungstee

Unterstützende Therapie von vaginalen Infektionen

1 Teil Frauenmantelkraut * 1 Teil Schafgarbenkraut * 1 Teil Kamillenblüten * 1 Teil Ringelblumenblüten

Geben Sie für eine große Tasse auf 1 Esslöffel der Mischung 250 ml Wasser, das zuvor gekocht hat. Lassen Sie den Tee 10 bis 15 Minuten ziehen Dann abseihen und die Heilwirkung der Pflanzen für Körper und Seele genießen.
* Täglich 1 bis 2 Tassen (etwa 500 ml) trinken, bis die Beschwerden vollständig abgeklungen sind.

Kapuzinerkressepesto

Unterstützt als pflanzliches Antibiotikum die Heilung vaginaler Infekte

Eine Handvoll Kapuzinerkresseblätter und -blüten * ½ Knoblauchzehe * 1 EL Walnüsse * Salz und Pfeffer nach Geschmack * 1 EL geriebenen Parmesan * 50 ml Olivenöl

Alle Zutaten in einem Mixer fein pürieren, bis ein gleichmäßiger Brei entsteht. Schmeckt zu Pasta oder auf Brot.
* In Marmeladengläsern im Kühlschrank aufbewahren.

Frauengesund-Tee

Regeneration und Heilung mit Frauenmantel

Geben Sie für eine große Tasse auf 1 Esslöffel Frauenmantelkraut 250 ml Wasser, das zuvor gekocht hat. Lassen Sie den Tee 10 bis 15 Minuten ziehen. Dann abseihen und noch warm Schluck für Schluck genießen.
* Täglich 1 bis 2 Tassen (etwa 500 ml) trinken, bis die Beschwerden vollständig abgeklungen sind.

Sanft & schnell

* **Tropaeolum majus-Urtinktur** (Kapuzinerkresse, Ceres): Das natürliche Antibiotikum ist ein Geheimtipp bei vaginalen Pilzinfekten. Bis zur Beschwerdefreiheit 2-mal täglich jeweils 3 Tropfen pur oder in Wasser einnehmen.

* **Alchemilla-Urtinktur** (Frauenmantel, Ceres): Bis zur Beschwerdefreiheit 2-mal täglich jeweils 3 Tropfen pur oder in Wasser einnehmen.

* **Chamomilla-Urtinktur** (Kamille, Ceres): Wirkt entzündungshemmend. Regt zudem den Hautstoffwechsel an und aktiviert so die Heilung der geschädigten Vaginalschleimhaut. Bis zur Beschwerdefreiheit 2-mal täglich jeweils 3 Tropfen pur oder in Wasser einnehmen.

* **Melisse-Majorana-Vaginaltabletten** (Weleda): Bei vaginalen Reizzuständen und leichten Infektionen. 1 Tablette täglich einführen, am besten abends.

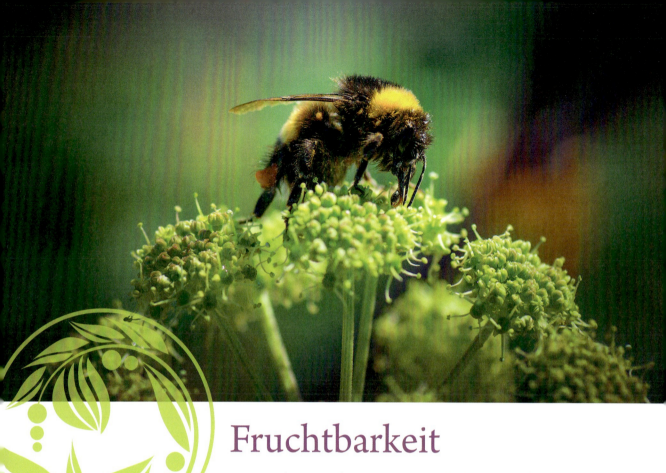

Fruchtbarkeit

Lange verhütet, und wenn wir uns endlich zum Kindersegen entschließen, muss unser Wunsch möglichst sofort in Erfüllung gehen – denken wir. Wissenswertes und Tipps, wie Sie dieses größte Geschenk des Lebens einladen, finden Sie hier.

Kinder kann man genau so wenig »machen« wie Liebe, auch wenn es in unserem Sprachgebrauch anders heißt und es uns die Fruchtbarkeitsmedizin manchmal glauben machen möchte. Das erfahren all die Paare schmerzlich, die sich nach vielen Jahren von selbstverständlicher Verhütung dann doch zum Wunschkind entscheiden – und es kommt nicht, zumindest nicht so wie geplant. Man geht davon aus, dass circa 15 Prozent aller Paare von unerfülltem Kinderwunsch betroffen sind. Die Gründe liegen jeweils zu einem Drittel bei den Männern wie bei den Frauen, und zu einem Drittel bei beiden miteinander beziehungsweise sind letztlich nicht medizinisch erklärbar.

Viele von uns Frauen kommen im Zusammenhang mit ihrem Kinderwunsch zum ersten Mal in ihrem Leben an die Grenzen von Machbarkeit. Mit Dynamik, Fleiß und einer guten Portion Durchsetzungsvermögen konnten wir schulisch und beruflich viel, wenn nicht alles erreichen. Aber diese Qualitäten zählen auf einmal nicht mehr, wenn es um unseren Kinderwunsch geht. Selbst wenn wir und unser Partner keine medizinischen Probleme haben, die die Fruchtbarkeit beeinträchtigen, ist uns der berühmte zweite Streifen im Schwangerschaftstest keineswegs sicher. Da hilft auch keine gesteigerte Aktivität. Fruchtbarkeit geschieht. Es geht um Geschehenlassen, um Hingabe. Das ist für viele von uns Frauen Neuland. Darum nennt man den Weg vom Wunsch zum Kind auch die letzte wirkliche Abenteuerreise dieser Welt. Und das ist sehr wahr. Selbst die Himalaya-Besteigung können wir heutzutage planen und buchen. Die Empfängnis eines sehnlich erwünschten Kindes aber nicht. Die können wir uns nur wünschen.

Aber auch wenn wir Kinder nicht einfach »machen« und schon gar nicht planen können, so können wir dieses »Geschenk des Lebens an sich selbst« doch einladen. Dazu ist es wichtig zu wissen, wann im Zyklus wir eigentlich fruchtbar sind. Und wie wir unsere Fruchtbarkeit mit Mitteln aus der Natur unterstützen können.

Das neue Leben einladen

Den Zeitpunkt unserer fruchtbaren Tage kennen und lernen, der Natur ihren Raum zu geben, ist wichtig, um neues Leben einzuladen. Empfänglich, fruchtbar sind wir mit dem Eisprung. Die fruchtbare Zeit beginnt in jedem Zyklus 72 Stunden, also drei Tage, vor dem Eisprung, und endet etwa 12 Stunden danach. Nachdem aber Spermien im Körper der Frau bis zu 3 Tage und mehr überleben können und zeugungsfähig bleiben, können wir davon ausgehen, dass bis zu 5 Tage vor und 2 Tage nach dem Eisprung eine Befruchtung und damit die Entstehung eines Kindes möglich sind. Die fruchtbarste Zeit ist aber sicher die Zeit möglichst nahe am Eisprung. Manche Frauen spüren diesen auch, durch ein Ziehen im Unterleib, durch Anschwellen der Brust oder durch kurzfristige Beschwerden, die dem PMS, dem Beschwerdebild vor der Periode (Symptome siehe Seite 84), ähneln können. Schwieriger wird es, wenn unser Zyklus nicht so gleichbleibend und regelmäßig ist. Dann ist es empfehlenswert, den Eisprung durch Messung der Basaltemperaturkurve (siehe Kasten Verhütung Seite 68/69) oder mittels Hormontest-Streifen aus dem Morgenurin zu bestimmen. Aber Vorsicht: Lust und Liebe lassen sich nicht planen, und sind schwer in einem Zeitplan unterzubringen. Lassen Sie Ihr Liebesleben nicht allzu sehr von dem Wissen um mögliche fruchtbare Zeiten im Zyklus diktieren. So sinnvoll es ist, diese bei Kinderwunsch zu wissen, so sollte doch das »Liebe-Machen« nicht zu einer Pflichtübung werden.

Das Geschenk des Lebens können wir nur einladen.

Auch wenn unsere Freundinnen immer nur die Geschichten erzählen, wie sie nach Absetzen der Pille gleich im nächsten Zyklus schwanger geworden sind: Bis zu zwei Jahre auf das Eintreten einer Schwangerschaft zu warten gilt als ganz normal.

Den Eisprung berechnen

Als Faustregel gilt, dass der Eisprung 14 Tage vor der nächsten Periode stattfindet. So können wir immer dann, wenn unser Zyklus sehr regelmäßig ist, ziemlich genau den Eisprung vorher wissen. Bei einem 28-Tage-Zyklus ist das der 14. Tag, also genau zwei Wochen nach dem Beginn der letzten Periode, bei einem 26-Tage-Zyklus entsprechend der 12. Tag und bei einem 30-Tage-Zyklus der 16. Tag.

Sanft & schnell

* **Artemisia vulgaris-Urtinktur** (Beifuß, DHU, Spagyra): Nach Absprache mit Ihrer Frauenärztin über 3 Zyklen jeweils ab dem 3. Zyklustag bis nach dem Eisprung 2-mal täglich jeweils 5 Tropfen pur oder in Wasser einnehmen.

Für einen regelmäßigen Zyklus

* **Alchemilla vulgaris-Urtinktur** (Frauenmantel, Ceres): Über 2 bis 3 Zyklen 2-mal täglich jeweils 3 Tropfen pur oder in Wasser einnehmen, danach weiter in Absprache mit Ihrer Frauenärztin.

* **Angelica archangelica-Urtinktur** (Engelwurz, DHU, Spagyra): Nach ärztlicher Absprache über 2 bis maximal 3 Zyklen ab dem 3. Menstruationstag bis nach dem Eisprung 2-mal täglich jeweils 5 bis 10 Tropfen pur oder in Wasser einnehmen.

Wenn bei fortgeschrittenem Alter oder aus anderen Gründen die Zeit drängt oder nur eine eingeschränkte Fruchtbarkeit vorliegt, sollte man aber schon vorher aktiv werden. Besprechen Sie Ihren Kinderwunsch mit Ihrer Frauenärztin, die wird mit Ihnen einen individuellen Zeitrahmen festlegen, in dem Sie in aller Ruhe schauen können, was geschieht.

Frauenkräuter für die Fruchtbarkeit

Mönchspfeffer *(Vitex agnus-castus)* unterstützt den Zyklus und sorgt für regelmäßige Eisprünge.

Frauenmantel *(Alchemilla vulgaris)* wirkt hormonell regulierend, unterstützt den Zyklus und hilft unserem Körper, sich auf eine mögliche Schwangerschaft vorzubereiten.

Engelwurz *(Angelica archangelica)* fördert die Durchblutung im Unterleib und regt den Eisprung an. Achtung: Engelwurz erhöht wie auch Johanniskraut die Lichtempfindlichkeit der Haut. Man sollte also während der Anwendung auf Sonnenbäder und intensive UV-Bestrahlung verzichten.

Beifuß *(Artemisia vulgaris)* regt den Eisprung an.

Himbeerblätter *(Rubus idaeus)* regen durch enthaltene Flavonoide den Eisprung an und stärken die Gebärmutter.

Hopfen *(Humulus lupulus)* wirkt östrogen und damit eisprungfördernd.

Ruprechtskraut *(Geranium robertianum)*, auch Storchschnabel genannt, unterstützt die Fruchtbarkeit und kräftigt. Gerade für Frauen, die geschwächt und erschöpft sind, sehr empfehlenswert.

Rosenblätter *(Rosa centifolia und damascena)* geben uns Kraft und laden die Liebe ein.

Achtung: Alle Pflanzenanwendungen absetzen, sobald eine Schwangerschaft eingetreten ist!

Mönchspfeffer für Frauen

Der Pfeffer für die Mönche tut auch uns Frauen gut. Das Eisenkrautgewächs, das die Lust der Ordensmänner dämpfen sollte, wirkt wunderbar regulierend auf den weiblichen Hormonhaushalt und auf den

Zyklus, regt die Bildung des Gelbkörperhormons an und wirkt so insbesondere bei leichteren Schwankungen und Dysbalancen im Zyklus fruchtbarkeitsfördernd.

Als sehr wirksam hat sich die Einnahme hoch dosierter Fertigpräparate erwiesen: Nehmen Sie über 3 bis 6 Monate täglich morgens nach dem Aufstehen eine Kapsel beziehungsweise 20 Tropfen ein, am besten in Absprache mit Ihrer Frauenärztin. Mit Eintreten einer Schwangerschaft absetzen.

Engelwurztee

Für die Fruchtbarkeit

Setzen Sie 1 Teelöffel klein geschnittene Wurzel mit 1 Tasse kaltem Wasser (250 ml) an, bringen Sie diese Mischung zum Sieden und lassen Sie sie dann 5 Minuten leicht köcheln. Oder Sie überbrühen die klein geschnittene Wurzel mit Wasser, das zuvor gekocht hat, und lassen die Mischung dann 10 Minuten bei geschlossenem Deckel ziehen.
Abseihen und genießen.

* Trinken Sie 6 bis 8 Wochen lang täglich etwa 2 Tassen (insgesamt 500 ml) täglich, am besten vor den Mahlzeiten, zum Beispiel morgens und abends.

Fruchtbarkeitstee

Zur Anregung von Eisprung und Empfänglichkeit

1 Teil Frauenmantel * 1 Teil Beifuß * 1 Teil Himbeerblätter * 1 Teil Engelwurz (getrocknete Wurzel)

Das Ruprechtskraut nennt man auch »Gottesgnadenkraut«. Es hilft, den Kindersegen einzuladen.

Für eine große Tasse 1 Esslöffel dieser Mischung mit 250 ml Wasser übergießen, das zuvor gekocht hat, und in einem geschlossenen Topf 10 Minuten ziehen lassen. Dann abseihen und warm genießen.

* **Empfehlenswert ist eine Kur über 2 bis 3 Zyklen, jeweils beginnend mit dem ersten Tag der Menstruation bis nach dem Eisprung, täglich 2 Tassen (500 ml). Die Kur kann nach einiger Zeit Pause gerne wiederholt werden. Fragen Sie zuvor Ihre Frauenärztin nach möglichen Kontraindikationen.**

Granatapfelsaft – ein Liebes- und Fruchtbarkeitstrank

Der Granatapfel ist die Frucht, mit der Eva Adam aus dem Paradies gelockt hat. Sie enthält in hoher Dosierung pflanzliche Östrogene und ist darum wunderbar fruchtbarkeitssteigernd.

Trinken Sie ab dem 3. Tag der Menstruation bis nach dem Eisprung täglich ein Glas (150 ml) Granatapfelsaft, am besten aus dem Reformhaus.

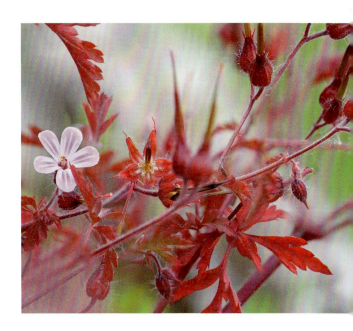

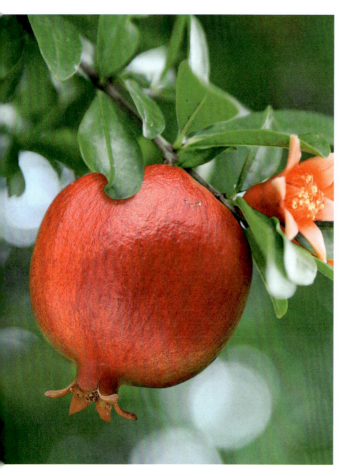

Der östrogenhaltige Granatapfel ist nicht nur eine Liebesfrucht, er unterstützt auch unsere Fruchtbarkeit.

Hopfen – macht Leib und Seele empfänglich

Der würzig-herbe Urstoff, aus dem Bier gemacht wird, wirkt so stark östrogen und damit eisprungfördernd, dass er früher Mönchen als Medizinaltrunk gegeben wurde, um deren Libido zu dämpfen. Das können wir Frauen uns natürlich wunderbar zunutze machen. Nachdem Hopfen auch beruhigend wirkt, empfiehlt er sich besonders, wenn zum Beispiel zu große Aufregung uns daran hindert, uns zu entspannen und uns auf eine mögliche Empfängnis einzulassen.

Hopfen-Rosen-Tee

Empfänglichkeit und Liebeslust

1 Teil Hopfenblüten * 1 Teil Rosenblätter

Für eine große Tasse 1 gehäuften Esslöffel der Mischung mit 250 ml kochendem Wasser überbrühen und 10 Minuten ziehen lassen. Abseihen, nach Geschmack mit Honig süßen, genießen, und …
* **Ab Periodenende bis nach dem Eisprung täglich 1 bis 2 Tassen trinken.**

Storchschnabel – Fruchtbarkeit, Kraftquelle und Entspannung

Ruprechtskraut ist in der Volksmedizin unter dem Namen Storchschnabel schon sehr lange als das Fruchtbarkeitskraut bekannt. Wie der Storch im Namen dieser schönen, aber penetrant riechenden Pflanze – sie wird auch »stinkender Storchschnabel« genannt – schon vermuten lässt, unterstützt der Storchschnabel den »Storch beim Bringen der Kinder«. Diese Wirkung kannte schon die Erfahrungsheilkunde. Die Pflanze wird traditionell zum Unterstützen der Fruchtbarkeit eingesetzt. Die Heilwirkung zeigt sich insbesondere bei müden, erschöpften, nervösen und melancholischen Frauen, die zu wenig Kraft für ein (weiteres) Kind zu haben scheinen. Arzneilich wirksam sind die oberirdischen Teile des blühenden Krauts.

Tipp: Machen Sie auch Ihren Lieblingstee durch Beigabe von Storchschnabel zu Ihrem ganz persönlichen Fruchtbarkeitstee. Sie lieben Rooibuschtee? Schmeckt mit Storchschnabel genauso wunderbar wie mit Hagebutte. Werden Sie erfinderisch.

Sanft & schnell

Fruchtbarkeit für Leib und Seele

* **Lupulus-Urtinktur** (Hopfen, Ceres): Zur Eisprungförderung nach Absprache mit Ihrer Frauenärztin über 2 bis 3 Zyklen 2-mal täglich jeweils 3 Tropfen pur oder in Wasser einnehmen. Kann nach einer Pause von 1 bis 2 Zyklen wiederholt werden.

* **Rosmarinus-Urtinktur** (Rosmarin, Ceres): Erwärmt, macht müde Frauen wieder munter und regt die Eierstöcke an. Über 3 bis 6 Zyklen ab dem 3. Zyklustag bis nach dem Eisprung 2-mal täglich jeweils 3 Tropfen pur oder in Wasser einnehmen.

* **Geranium robertianum-Urtinktur** (Storchschnabel, Ceres): Über mehrere Zyklen ab dem 3. Zyklustag bis nach dem Eisprung 2-mal täglich jeweils 3 Tropfen pur oder in Wasser einnehmen.

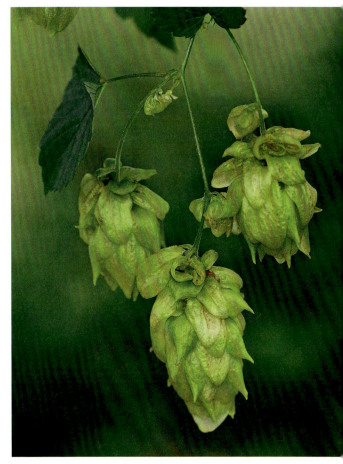

Nur der weibliche Hopfen wird arzneilich genutzt. Die Früchte wirken anregend auf unseren Zyklus.

Storchschnabeltee

Für die Fruchtbarkeit

1 TL getrocknetes oder 2 TL frisches Storchschnabelkraut

Für eine große Tasse das Kraut mit 250 ml kochendem Wasser übergießen. 5 Minuten ziehen lassen, abseihen und genießen.
* Über 4 bis 8 Wochen 2-mal täglich jeweils vor den Mahlzeiten eine Tasse im Sinne einer Kur trinken. Bei Eintreten einer Schwangerschaft sofort absetzen.

Sanfte Nachhilfe nach dem Absetzen der Pille

Sehr gut eignet sich der Fruchtbarkeitstee von Seite 111, um den natürlichen Rhythmus nach dem Absetzen der Pille wieder in Schwung zu bringen. Trinken Sie den Unterstützungstee über 2 bis 3 Monate.

Zusätzlich hilfreich: Sepia D12 Globuli, über 6 bis 8 Wochen 2-mal täglich jeweils 5 Globuli einnehmen.

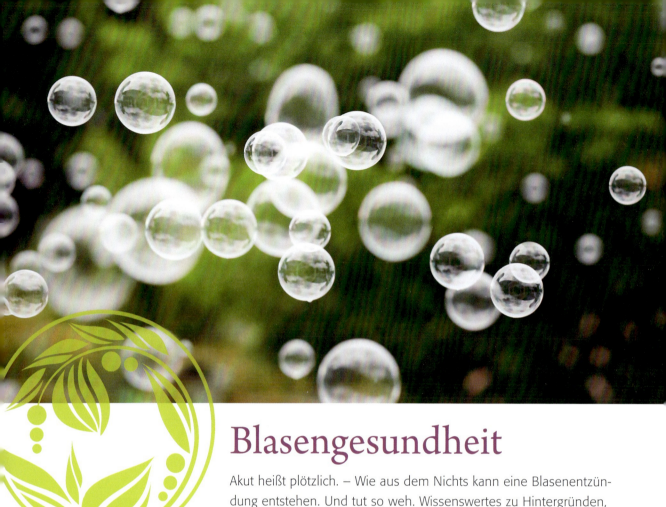

Blasengesundheit

Akut heißt plötzlich. – Wie aus dem Nichts kann eine Blasenentzündung entstehen. Und tut so weh. Wissenswertes zu Hintergründen, zur Vorbeugung und zur Behandlung finden Sie hier.

Fast alle Frauen kennen Blasenentzündung aus leidvoller eigener Erfahrung: Plötzliche Schmerzen beim Wasserlassen, oft so stark, dass es kaum auszuhalten ist. Ständiger und oft uneffektiver Harndrang, was alles noch schrecklicher macht, und wenn es ganz schlimm wird, reichlich Blut im Urin.

Hintergründe

Der menschliche Körper arbeitet so präzise und perfekt, dass es uns wohl bis ans Ende aller Tage staunen machen wird. Unsere Nieren sind die Filterstation für das gesamte Blut, das in unserem Gefäßsystem fließt. Sie filtern nicht gebrauchte Flüssigkeit und Blutbestandteile, die unser Körper nicht braucht oder die sogar schädlich sind, aus. Das Filtrat sammelt sich dann in den Nierenkelchen und wird über die Harnleiter in die Harnblase entleert. Ist ein bestimmter Füllungszustand erreicht, meldet das autonome Nervensystem »Blasenentleerung« an, und das tun wir dann früher oder später auch.
So ist das im Idealfall. Die Harnblase selbst ist als Körperinnenorgan keimfrei, enthält also keine Bakterien. Wir Frauen scheiden den Urin, das Sammelsurium aus den Nieren, über die Harnröhre aus, die im oberen Scheideneingang mündet.

Die weibliche Harnröhre ist um ein Gutes kürzer als die des Mannes, die in der Eichel des Penis mündet. Das ist ein Grund, warum Frauen viel häufiger von Blasenentzündungen betroffen sind, als Männer. Bakterien können über die kürzere weibliche Harnröhre leichter in die Harnblase aufsteigen, als über die längere männliche.

Eine stabile Vaginalflora ist ein fantastischer Schutz gegen das mögliche Aufsteigen von Bakterien in die Harnblase, was ja der Entstehungsmechanismus einer Blasenentzündung ist: In der eigentlich keimfreien Harnblase treffen Bakterien ein und breiten sich aus, es folgt eine Entzündung der Blasenschleimhaut, die gereizt und stark irritiert reagiert und in diesem Zusammenhang vielleicht sogar zu bluten anfängt. Die Döderlein'schen Vaginalbakterien sind Milchsäurebakterien, sie bilden Säure, Milchsäure eben. Diese bewirkt, dass die Vagina neben dem Magen, der uns gegen Bakterien schützen und den Speisebrei auf die Verdauung im Darm vorbereiten soll, der einzige Ort im Körper ist, wo wir ein saures Milieu haben. Ich spreche immer gerne von dem Säureschutzmantel der Scheidenschleimhaut. Solange dieser funktioniert, sind wir weitgehend gegen das Eindringen von Bakterien über die Harnröhre in die Blase geschützt.

Die wichtigste Regel ist also auch hier, unseren Körper in einem gesunden, zur Selbstheilung im Sinne von »Gesunderhaltung« fähigen Zustand zu erhalten.

Ursachen

Die Ursache für eine Blasenentzündung kann eine nicht funktionierende Vaginalflora sein, was zum Beispiel häufig bei Frauen nach der Menopause der Fall ist. Mit dem dann niedrig gewordenen Östrogenspiegel bilden die Vaginalzellen nicht mehr so viele Nährstoffe, Glykogene, für die Döderlein'schen Bakterien, und es kann viel leichter zu aufsteigenden Blasenentzündungen kommen.

Eine Unterkühlung ist ebenfalls ein häufiger Auslöser einer Blasenentzündung. Kälte schwächt, ebenso wie Stress, das Immunsystem.

Eine zu geringe Blasendurchspülung, die infolge von zu wenigem Trinken automatisch entsteht, ist ein weiterer begünstigender und auslösender Faktor für eine Blasenentzündung.

In der Schwangerschaft weitet sich hormonbedingt die Harnröhre, sodass ebenfalls Keime leichter in die Blase eindringen können.

Eine weitere mögliche Ursache ist ein behinderter Abfluss des Urins aus der Blase, zum Beispiel durch ein Myom, das an der Vorderwand der Gebärmutter gelegen ist und auf die Blase drückt.

Alle Krankheiten, die mit einem geschwächten Immunsystem einhergehen, wie zum Beispiel auch Diabetes mellitus, können das Entstehen von Blasenentzündungen begünstigen.

Symptome

- Schmerzen und Brennen beim Wasserlassen
- Häufiger Harndrang
- Trübung und Geruchsänderung des Urins
- Blut im Urin
- Unterleibsschmerzen

Wann muss ich unbedingt zum Arzt?

Gefährlich wird es, wenn die Blasenentzündung über die Harnleiter zurück in die Nieren aufsteigt. Eine Nierenbeckenentzündung ist eine sehr gefährliche Erkrankung, die zu einer Funktionsunfähigkeit unserer unbedingt lebensnotwendigen Nieren führen kann. Anzeichen sind Fieber und Flankenschmerzen. Dann muss unbedingt sofort ein Arzt aufgesucht werden, naturheilkundliche Behandlung ist nicht mehr möglich.

Die übliche Behandlung besteht in der Einnahme von Antibiotika, entweder einmalig oder über mehrere Tage. Diese helfen prompt und sehr wirkungsvoll – wenn nicht bereits Resistenzen, Unwirksamkeiten, entstanden sind. Das ist leider sehr oft der Fall, weil heutzutage fatalerweise Antibiotika oft sehr unreflektiert und automatisch auch dann verschrieben werden, wenn es andere gute Behandlungsmöglichkeiten gäbe.

Selbsthilfe bei einfachen Blasenentzündungen

Eine einfache, unkomplizierte, akute Blasenentzündung kann man zunächst mit Heilpflanzen und naturheilkundlichen Mitteln behandeln. Kommt es aber nicht binnen 1 bis 2 Tagen zu einer deutlichen und bleibenden Besserung, muss unbedingt ebenfalls ein Arzt aufgesucht werden.

Eine Nachkontrolle nach erfolgreicher Eigenbehandlung ist auch immer zu empfehlen, einfach damit wir ganz sicher sein können, dass wieder alles in Ordnung ist.

Wärme – zur Vorbeugung und begleitenden Behandlung

Weil Unterkühlung als auslösender Faktor für eine Blasenentzündung von so großer Bedeutung ist, ist Warmhalten des Unterleibs und der Füße oberstes Gebot. Omas Nierenwärmer hatten ihren Sinn, auch wenn sie uns früher mehr belustigend als notwendig erschienen sind. Und auch warme Füße sind ganz wichtig. Die Füße und der Unterleib sind im Denken der Traditionellen Chinesischen Medizin eine Analogieebene, in unserer westlichen Medizin gibt es keine Erklärung für den Zusammenhang von kalten Füßen und Blasenentzündung. Aber jeder, der einmal eine Blasenentzündung hatte, weiß das.

Ansteigende Fußbäder gegen Blasenentzündungen

Zur Behandlung und vorbeugend nach jeder Unterkühlung

Ansteigende Fußbäder entspannen die durch die Blasenentzündung verkrampften Muskeln der Blase. Der Wärmeimpuls regt das örtliche Immunsystem an und fördert den Heilungsprozess.

Für ein ansteigendes Fußbad geht man folgendermaßen vor:

Stellen Sie Ihre Füße in eine Wanne mit maximal 35 °C warmem Wasser. Lassen Sie nach und nach, langsam und Schritt für Schritt, heißes Wasser hinzufließen, so lange, bis das Wasser in der Wanne ca. 39 bis 40 °C warm ist.

* Insgesamt soll das Fußbad 10 bis 15 Minuten dauern. Danach abtrocknen und gleich in warme Socken schlüpfen.

Noch besser: Zusätzlich eine Wärmflasche auf den Unterbauch oder in den unteren Rücken geben. Rundum warm – tut richtig gut!

Die Vaginalflora unterstützen und wiederherstellen

Nachdem eine funktionierende Vaginalflora einen so wichtigen Säureschutz gegen das Eindringen von Keimen in die Harnblase bildet, ist das Unterstützen beziehungsweise Wiederherstellung der Döderlein'schen Normalflora ganz wichtig.

Verwenden Sie vorbeugend wie begleitend zu jeder

Therapie einer Blasenentzündung Milchsäure-Scheidenzäpfchen, z. B. Vagiflor (ACH Medical), SymbioVag (Symbiopharm) oder Vagisan Döderlein Bakterien Vaginalzäpfchen oder -kapseln (Vagisan).
Anwendung: Einmal täglich zur Nacht tief in die Scheide einführen.

Und natürlich: trinken, trinken, trinken!

Je mehr Flüssigkeit von der Niere gefiltert und über die Blase ausgeschieden wird, umso besser wird diese durchspült. Und umso schwerer tun sich Bakterien, in der Blasenwand Halt zu finden und dort ihr Unheil treiben zu können. Ganz wichtig!

Frauenkräuter bei Blasenentzündungen

Bärentraube *(Arctostaphylos uva-ursi)* wirkt antibakteriell und ist daher ein hervorragendes natürliches Mittel bei allen entzündlichen Erkrankungen der ableitenden Harnwege. Zudem werden die Schleimhäute gekräftigt, sie ist also auch bei allen chronischen Blasenkatarrhen empfehlenswert. Verwendung finden ausschließlich die Blätter dieser schönen Alpenpflanze.

Wichtig: Optimal entfalten Bärentraubenblätter ihre Wirkung, wenn der Harn schwach alkalisch ist. Also begleitend Natron einnehmen (siehe Seite 120) Achtung: Tees und Präparate nicht länger als maximal 10 Tage einnehmen und nicht in der Schwangerschaft und Stillzeit!

Birke *(Betula pendula)* regt die Nieren sanft an und durchspült die ableitenden Harnwege ohne Nebenwirkungen. Birkenblättertee ist harntreibend und hilft darum bei akuten wie bei chronischen Blasenentzündungen.

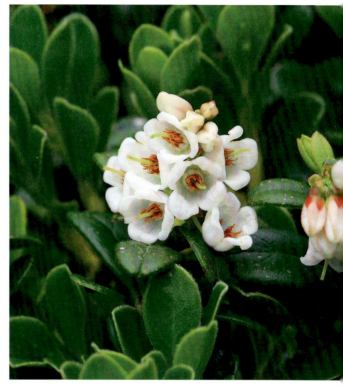

Der Inhaltsstoff Arbutin der Bärentraube wird im Körper zu Hydrochinon, das antibakteriell in unseren Harnwegen wirkt.

Brennnessel *(Urtica urens* und *dioica)* wirkt blutreinigend und wassertreibend. Die ideale Pflanze, um die Nierenaktivität anzukurbeln und damit die Blase kräftig durchzuspülen.

Goldrute *(Solidago virgaurea)* regt die Nierentätigkeit an, wirkt entzündungshemmend und wundheilend. Hilft gerade bei kolikartigen Schmerzen der Blase oft sehr schnell.

Kamille (*Matricaria chamomilla*) wirkt antientzündlich, desinfizierend und schmerzlindernd.

Kapuzinerkresse *(Tropaeolum majus)* wirkt desinfizierend, entzündungshemmend und heilend bei allen entzündlichen Erkrankungen von Nieren und Harnwegen. Als Teeanwendung nicht sinnvoll, Verwendung finden die frischen Blättern und Blüten als Nahrungsmittel oder getrocknet in Fertigpräparaten.

Preiselbeeren *(Vaccinium vitis-idaea)* und die als **Amerikanischen Preiselbeeren** bekannten **Cranberrys** *(Vaccinium macrocarpon)* sind arzneilich wirksam. Getrocknete Blätter und getrocknete wie frische Früchte wirken desinfizierend, entzündungshemmend und harntreibend.

Ackerschachtelhalm *(Equisetum arvense)* reinigt und durchspült Nieren und Blase. Fehlt in keinem Blasentee.

Wunderwaffe Cranberry

Die medizinische Wirkung der Preiselbeere konnte anhand der amerikanischen Preiselbeere, der Cranberry, nachgewiesen werden: Kolibakterien, die häufigsten Erreger von Blasenentzündungen, setzen sich an den Schleimhäuten der Blaseninnenwand und der ableitenden Harnwege fest und verursachen dort die unangenehme Entzündung mit ihren bekannten Folgen. Cranberry enthält Bestandteile, sogenannte Glykoside, unter anderem Arbutin, das die Bakterien in der Schleimhaut bindet. Sie können sich nicht länger festsetzen und werden ausgeschieden, wenn wir zeitgleich zu der Cranberry- oder Preiselbeereinnahme reichlich trinken, am besten natürlich Heiltees, die durchspülen und die Niere anregen.

Hoch dosierte pflanzliche Fertigpräparate

Gerade Bärentraubenblätter und Goldrute kann man auch sehr gut in Form von Fertigpräparaten zu sich nehmen, die sehr hoch dosiert sind:

Angocin Anti-Infekt N-Dragees (Kapuzinerkresse und Meerrettichwurzel, Repha): 3-mal täglich jeweils 4 Tabletten. Vorsicht: Überempfindlichkeitsreaktionen und Magenreizungen sind mögliche Nebenwirkungen. Es gibt Wechselwirkungen mit gerinnungshemmenden Medikamenten. Wenn Sie solche einnehmen müssen, die Behandlung mit Angocin unbedingt mit Ihrem behandelnden Arzt absprechen. Nicht in der Schwangerschaft und Stillzeit einnehmen!
Cystinol akut Dragees (Bärentraubenblätter-Trockenextrakt, Schaper & Brümmer): Über maximal 10 Tage 3-mal täglich jeweils 2 Tabletten. Für Erwachsene und Kinder über 12 Jahren. Nicht in der Schwangerschaft und Stillzeit einnehmen!
Cystinol long Tabletten (Trockenextrakt aus Goldrutenkraut, Schaper & Brümmer): Über maximal 14 Tage 3- bis 4-mal täglich jeweils 1 Tablette. Nicht in der Schwangerschaft und Stillzeit einnehmen.
Cysto-Fink Tabletten (Trockenextrakt aus Goldrutenkraut, Omega-Pharma): Über maximal 14 Tage 3- bis 4-mal täglich jeweils 1 Tablette. Nicht in der Schwangerschaft und Stillzeit einnehmen!

Zu viel Tee gibt es nicht – Pflanzenhelfer werden am besten getrunken

Bei einer Blasenentzündung kann man gar nicht genug trinken. Die üblichen Empfehlungen, nur ein bis zwei Tassen eines Heiltees zu trinken, sind kurzfristig aufgehoben: Je mehr wir trinken, umso besser. Das dürfen gerne 2 bis 3 Liter täglich sein, wenn Sie es schaffen. Am besten schön heiß trinken, das erwärmt zusätzlich.

Teebar fürs Gesundwerden

Probieren Sie aus, welcher der Tees aus den Heilpflanzen von Seite 117 für Sie am besten wirkt.

Sie können auch nach Herzenslust kombinieren. Die Herstellung des Tees erfolgt immer nach der gleichen Rezeptur.

Grundrezept für Ihren individuellen Nieren-Blasen-Tee

Für eine große Tasse 1 bis 2 Teelöffel getrocknete Kräutermischung mit 250 ml kochendem Wasser übergießen. 10 Minuten ziehen lassen, dann abseihen und trinken.

* **Trinken Sie mindestens 2 Tassen täglich, besser mehr.**

- Vorwiegend antientzündlich wirksame Pflanzenhelfer: Bärentraube, Goldrute, Kamille, Kapuzinerkresse und Preiselbeeren.
Achtung: Bärentraube maximal zwei Wochen einnehmen, nicht in der Schwangerschaft und Stillzeit!
- Vorwiegend die Nierenausscheidung und Durchspülung der Blase anregende Pflanzenhelfer: Birke, Brennnessel und Ackerschachtelhalm.

Ackerschachtelhalm ist sehr hart und fest. Darum muss er etwas länger ziehen:

Ackerschachtelhalmtee

Gegen Blasenentzündung

1 EL Ackerschachtelhalm

Für eine große Tasse übergießen Sie 1 Esslöffel getrocknetes und gehacktes Kraut mit 250 ml Wasser, das zuvor gekocht hat. 30 Minuten ziehen lassen, abseihen und trinken.

* **Trinken Sie mindestens 2 Tassen täglich, besser mehr.**

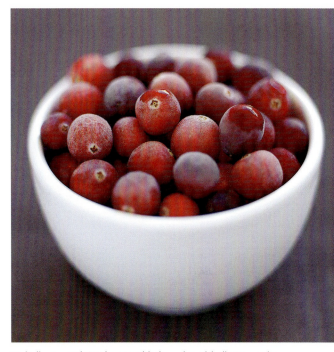

Preiselbeere und Cranberry verhindern, dass sich die Erreger in den ableitenden Harnwegen festsetzen.

Birkenvollbad

Zur Nierenstärkung und Blasendurchspülung

2 Handvoll frische Birkenblätter oder 1 Handvoll getrocknete Blätter

Übergießen Sie die Birkenblätter mit 1 bis 2 Liter kochendem Wasser, lassen Sie diesen Sud 10 Minuten ziehen und seihen Sie dann die Blätter ab. Dem maximal 30 °C warmen Badewasser zufügen.

* **Genau das Richtige für ein genüssliches Vollbad von maximal 20 Minuten Dauer. Danach abbrausen und am besten gleich ins Bett legen!**

Ansteigende Fußbäder sind ebenfalls sehr wirkungsvoll. Siehe Rezept Seite 57.

Sanft & schnell

* **Betula folium-Urtinktur** (Birkenblätter, Ceres): Bis zur Beschwerdefreiheit 1- bis 3-mal täglich jeweils 4 bis 6 Tropfen pur oder in etwas Wasser einnehmen.

* **Equisetum arvense-Urtinktur** (Ackerschachtelhalm, Ceres): Bis zur Beschwerdefreiheit 1- bis 3-mal täglich jeweils circa 5 Tropfen in einem halben Glas Wasser einnehmen.

* **Solidago-Urtinktur** (Goldrute, Ceres): Bis zur Beschwerdefreiheit 1- bis 3-mal täglich jeweils 3 bis 5 Tropfen in einem halben Glas Wasser langsam trinken. Achtung: Die Nieren können zu Beginn stark reagieren. Falls Sie Ziehen oder Schmerzen verspüren, unbedingt die Dosis reduzieren und das weitere Vorgehen gegebenenfalls mit Ihrem Arzt absprechen!

* **Tropaeolum majus-Urtinktur** (Kapuzinerkresse, Ceres): Bis zur Beschwerdefreiheit 1- bis 3-mal täglich jeweils 2 bis 5 Tropfen pur oder in Wasser einnehmen.

* **Solidago Comp. Tinktur** (Enthält Goldrute, Ackerschachtelhalm, Brennnessel, Holunder und Birke, Ceres): Bis zur Beschwerdefreiheit 1- bis 3-mal täglich jeweils circa 5 Tropfen in einem halben Glas Wasser einnehmen. Kann auch in Form einer Kur zur Vorbeugung wiederkehrender Blasenentzündungen über 6 bis 8 Wochen angewendet werden.

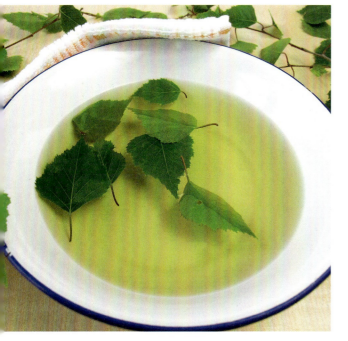

Der Trick mit dem pH-Wert

Brennnesseltee sorgt durch den hohen Kaliumgehalt für einen basischen und verdünnten Urin. Das ist gut bei Blasenentzündungen und auch zur Vorbeugung bei anfälligen Frauen.
Alternativ kann man auch **Speisenatron** verwenden. Das ist in der Backabteilung von allen Supermärkten sowie in Drogerien erhältlich. Geben Sie einen Teelöffel davon in ein Glas Wasser. Mit akuten Blasenbeschwerden bis zu stündlich ein Glas Natronwasser trinken, bei Besserung nur noch zweimal täglich bis zur bleibenden Beschwerdefreiheit.

Die Flavonoide in den Birkenblättern regen die Harnbildung an und unsere Blase wird gut durchgespült.

Essen Sie sich gesund

Kapuzinerkresse: Blätter und Blüten der würzig-aromatischen Pflanze sind ein natürliches Antibiotikum und speziell bei Blasenentzündungen hoch wirksam. Essen Sie reichlich davon, zum Beispiel im Salat oder klein geschnitten im Frischkäse.

Gartenkresse: Hilft ebenfalls bei Blasenentzündungen, auch vorbeugend.

Meerrettich: Die scharfe Wurzel leistet tolle Hilfe gegen Blasenentzündungen!

Preiselbeeren: In getrockneter oder frischer Form essen. Trinken Sie bis zur vollständigen Genesung täglich 100 ml Preiselbeer-Ursaft, sogenannten Preiselbeer-Muttersaft.

Cranberrys, die amerikanischen Preiselbeeren, können Sie ebenfalls als getrocknete Früchte oder Saft im Bioladen kaufen. Essen Sie täglich eine Handvoll.

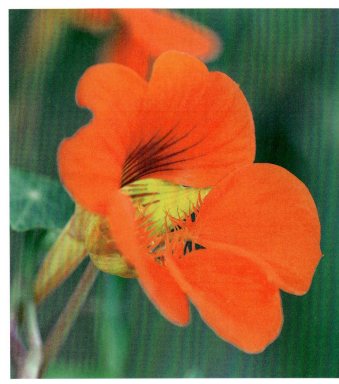

Essen Sie viel Kapuzinerkresse, so lässt sich oft eine aggressive Antibiotikatherapie vermeiden.

Darmsanierung für die Blase

Der Darm ist die Wiege des Immunsystems, dort werden die Immunzellen in der Feinderkennung geschult und gebildet. Weicht Ihre Darmflora von der üblichen und gesunden Bakterienbesiedlung der Darmschleimhaut erheblich ab, ist ziemlich sicher, dass Ihr Immunsystem nicht ausreichend funktionieren kann. Ebenso kann das zu einer Überreaktion des Immunsystems führen, wie es beispielsweise bei Allergien der Fall ist. Aber nicht nur Infektanfälligkeit und wiederkehrende oder gar chronische Entzündungen sind die Folge einer solchen Fehlbesiedlung. Bei wiederkehrenden Blasenentzündungen sollte immer auch an eine solche gestörte Bakterienbalance der Darmschleimhaut gedacht werden. Meistens ist diese auch von Veränderungen der Verdauung begleitet: Sowohl Verstopfung als auch Durchfall oder der gefürchtete Reizdarm sind mögliche Symptome. Es lohnt sich, die Darmflora durch die Einsendung einer Stuhlprobe an ein entsprechend spezialisiertes naturheilkundliches Labor (zum Beispiel: Arbeitskreis für Mikrobiologische Therapie, AMT, www.amt-herborn.de) überprüfen zu lassen. Solche Floraanalysen aus Profihand liefern auch gleich sehr gute Ernährungstipps und vor allem Therapieempfehlungen mit. Die Therapie besteht in der Regel in einer längerfristigen Einnahme der fehlenden Darmbakterien in Tropfen- oder Pulverform.

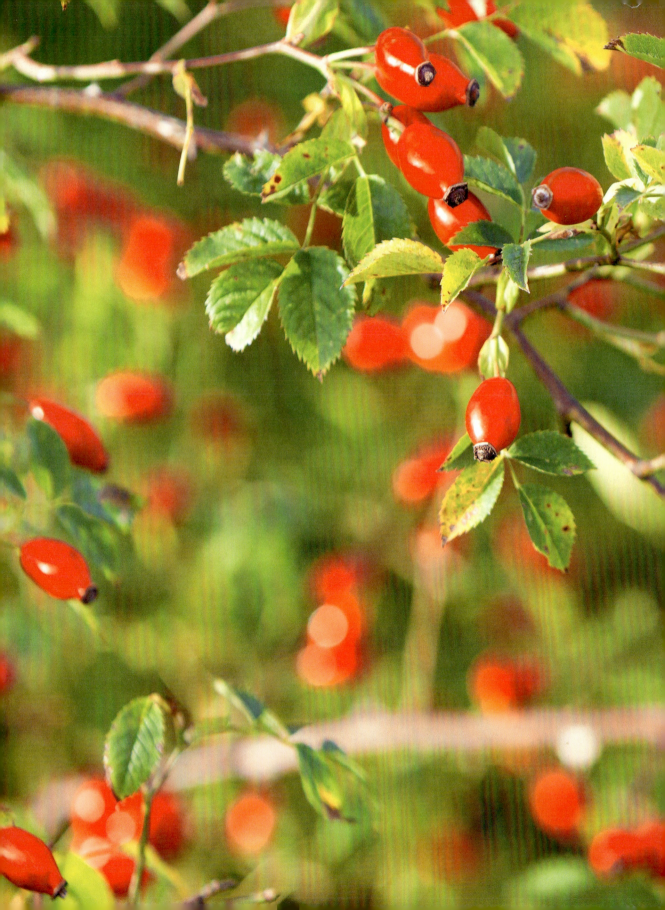

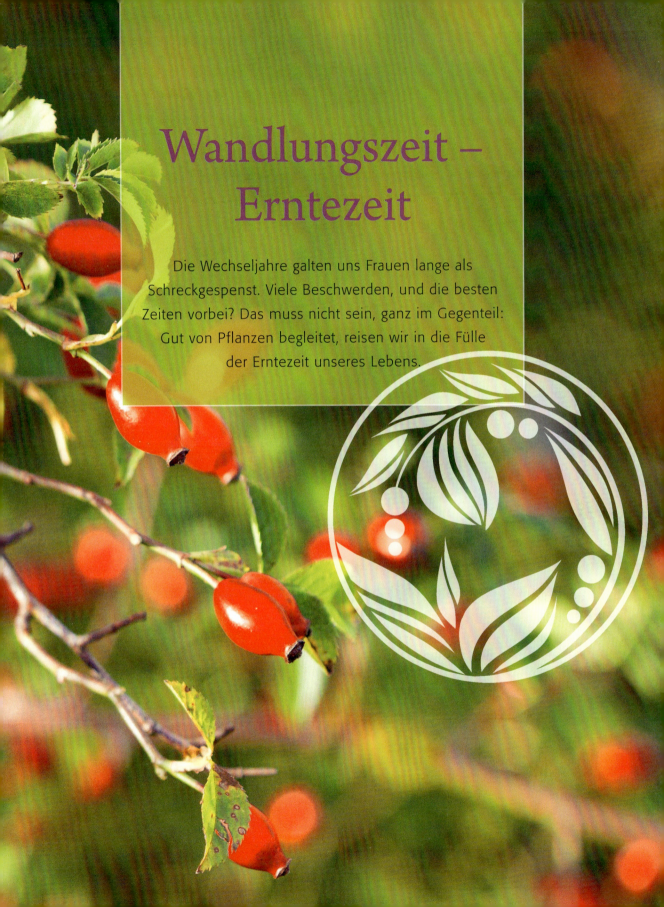

Wandlungszeit – Erntezeit

Die Wechseljahre galten uns Frauen lange als Schreckgespenst. Viele Beschwerden, und die besten Zeiten vorbei? Das muss nicht sein, ganz im Gegenteil: Gut von Pflanzen begleitet, reisen wir in die Fülle der Erntezeit unseres Lebens.

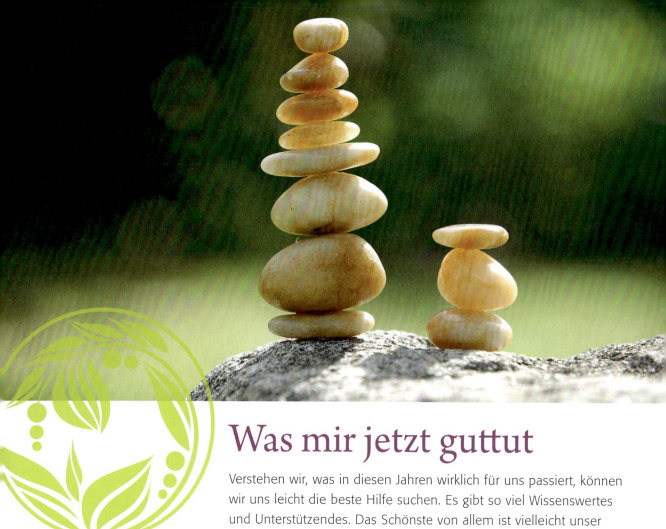

Was mir jetzt guttut

Verstehen wir, was in diesen Jahren wirklich für uns passiert, können wir uns leicht die beste Hilfe suchen. Es gibt so viel Wissenswertes und Unterstützendes. Das Schönste von allem ist vielleicht unser Austausch und Miteinander.

Auf der körperlichen Ebene sind die Wechseljahre gekennzeichnet von einem langsamen Nachlassen der Funktionsfähigkeit der Eierstöcke, deren Aktivität irgendwann zwischen dem 45. und 55. Lebensjahr weitgehend zum Erliegen kommt. Gesteuert wird dieser Prozess von einer inneren Uhr, deren Zeitenlauf niemand kennt. Belegt ist, dass es eine genetische Komponente gibt: Die sicherste Möglichkeit, zu wissen, wann wir in die Wechseljahre kommen, ist, einfach unsere Mütter und Großmütter zu fragen, wann es bei ihnen losging. Wenn sowohl die Mutter als auch die Oma schon eher früh, mit 45, oder erst spät, mit Mitte oder sogar erst Ende 50, aufgehört haben zu menstruieren, haben Sie einen Anhaltspunkt, wann es für Sie so weit sein wird.

Nicht nur der Zeitpunkt unterliegt großen individuellen Schwankungen. Auch die Weise, wie wir in den Jahren vor dem endgültigen Aufhören der Blutungen menstruieren, ist von Frau zu Frau sehr verschieden, und alles ist hier möglich: Ein regelmäßiges und beschwerdefreies Bluten bis zuletzt ist allerdings eher selten.

Viele Frauen haben in den Jahren vor der Menopause mehr Beschwerden als danach. Kürzere

Zyklen mit starken Blutungen kommen häufig vor und haben ihre Ursache in den unvollständiger gewordenen Eisprüngen. Auch schwankend teils kürzere und teils sehr lange Abstände zwischen den Blutungen sind verbreitet.

Der niedriger werdende Östrogenspiegel kann vorübergehend zu unangenehmen Beschwerden führen: Hitzewallungen, Schweißausbrüche, Trockenheit und deutlichere Alterung der Haut und Beschwerden der Schleimhäute, seelische Instabilität mit Neigung zu Depressionen, Gewichtszunahme durch Veränderung des Stoffwechsels, vorübergehendes Nachlassen unserer Liebeslust und manches mehr.

Einige Frauen erleben die Wechseljahre völlig beschwerdefrei, viele haben mäßige Symptome, mit denen sie gut leben können und für die es gute Hilfe aus der Natur gibt, andere wieder haben erhebliche und sehr beeinträchtigende Probleme. Immer ist dieser Zustand aber vorübergehend. Wenn sich der Körper erst einmal an den nun wieder niedrigen Östrogenspiegel gewöhnt hat, geht es uns bleibend gut – so wie es ja auch vor der Pubertät war.

Zeit der Verwandlung

Das Verstehen und besonders das Annehmen dieser großen Reise in unserem Frauenleben hilft sehr, mit dieser durch die Beschwerden manchmal herausfordernden, letztlich aber großartigen Lebenszeit umzugehen.

Noch in den 90er-Jahren war es ein selbstverständlicher Automatismus, dass Frauen ab Mitte 40 jahre- und jahrzehntelang synthetische Hormone einnahmen. Das wurde als Triumph der Medizin gefeiert, so als könne die Medizin die Wechseljahre und damit die vermeintliche Wertlosigkeit von älter werdenden Frauen verhindern. Was für eine irrige Vorstellung, und wie schade! Die Möglichkeit, mit Hormonen substituieren zu können, ist fraglos wichtig und wertvoll, wenn Beschwerden sich anderweitig nicht therapieren lassen und uns das Leben schwer und manchmal sogar zur Hölle wird. Aber es ist unsinnig und mehr als schade, den Lauf des Lebens aufhalten zu wollen.

Jenseits der eindimensionalen Wahrnehmung als Verlust schenken uns die Wechseljahre unendlich viel Schönes!

Es gibt interessante Studien, die zeigen, dass das Maß an Beschwerden durch den niedriger werdenden Östrogenspiegel in verschiedenen Kulturen davon abhängt, wie die reife Schönheit und die Weisheit älter werdender Frauen geschätzt werden. Da liegen wir hier im materialistischen Westen mit unserem Wahn von Jugendlichkeit und Funktionalität ganz schlecht im Rennen, und die »Lebenskrise«, die die Wechseljahre für viele von uns bedeuten, kann auch als Symptom dieser negativen und von Ablehnung und Angst geprägten Einstellung gelesen werden.

Die Hochebene des Lebens

Jenseits der eindimensionalen und wohl anerzogenen Wahrnehmung als Verlust schenken uns die Wechseljahre unendlich viel Schönes: endlich nicht mehr verhüten müssen, Reisen ohne Rücksicht auf die Menstruation planen können, mehr Selbstbewusstsein, Lebensfreude und vor allem Frieden, einen immer tieferen Seelenfrieden, der nicht mehr davon abhängt, was um uns herum geschieht. Weisheit, die auf unserer gesammelten Lebenserfahrung beruht.

Und dieses weise Wissen will sich für manche von uns auch noch einmal in neuer Betätigung aus-

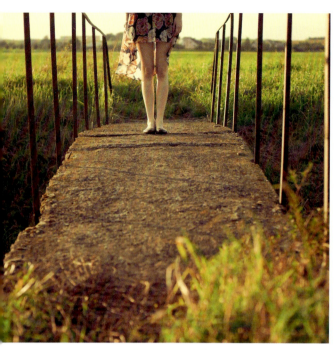

Wenn wir die Wechseljahre als Aufbruch in eine wunderbare neue Phase annehmen, ist unsere Seele glücklich.

drücken, indem wir uns vielleicht beruflich ein neues Feld suchen oder uns im Ehrenamt engagieren.
Wie schön das ist, zeigen das Strahlen und die unerhörte Selbstverständlichkeit derer, die an diesem inneren Ort angelangt sind.
In ihrem wunderschönen Buch *Die gewandelte Frau. Vom Geheimnis der zweiten Lebenshälfte* beschreibt *Ingrid Riedel* Phasen oder Stufen unseres Frau-Seins. Die Zeit ab Ende 30 nennt sie »Frau an der Schwelle«, dann kommt »die Frau im Wandel« und führt schließlich zu »die gewandelte Frau«. Treffender kann man unseren Lebensweg wohl kaum beschreiben.

Wohin geht mein Weg?

Gerade in den Lebensjahren, die den Wechseljahren vorausgehen, empfinden viele von uns eine Sinnkrise, ein namenloses inneres Fragen, eine Unruhe, die auch von manch unangenehmen körperlichen Zuständen begleitet sein kann.
Der Sinn dieser Lebensphase, und vielleicht auch der Beschwerden, ist ein Innehalten. So viel von unseren Träumen und Vorstellungen leben wir schon, wenn es gut für uns gelaufen ist: Partnerschaft, Kinder, vielleicht ein Eigenheim, ein guter Beruf, sind verwirklicht. »Wer oder was bin ich mehr als das, was schon von mir gelebt hat?« – Diese Frage nach der Zukunft berührt unsere Seele in diesen Jahren der Lebensmitte zutiefst. Und sucht nach ihren ganz eigenen Antworten. Unser Körper weist uns wie so oft den Weg und lässt uns nicht innehalten, bis diese neue Richtung gefunden ist.

Der Sinn dieser Lebensphase, und vielleicht auch der Beschwerden, ist ein Innehalten.

Leichter ist es für die Frauen, die sich in ihrem Älterwerden und Verändern in das sinnhafte Große des Lebens eingebettet wissen. Wer glücklich verheiratet ist und voller Freude erste Enkelkinder mitbetreut, tut sich leichter als die Frauen, die vielleicht erst mit dem langsamen Aufhören des Menstruierens und damit der Möglichkeit, Kinder zu bekommen, feststellen, dass der richtige Partner eben immer noch nicht da ist oder der Kinderwunsch ein Traum bleiben wird. Wichtig ist, dass wir unser Leben, egal ob es so gelaufen ist, wie wir uns das vielleicht gewünscht hätten, oder nicht, als sinnhaft und erfüllt erleben können.
Wenn das aus gutem Grund schwerfällt, kann manchmal eine professionelle Lebensberatung oder Psychotherapie zu einer neuen Sichtweise, zu neuem Erleben der eigenen Geschichte und zu tieferem Frieden verhelfen. Und sich helfen zu lassen ist kein Ausdruck von Versagen, sondern von dem klugen

Wissen um Möglichkeiten, die wir vielleicht nur noch nicht allein erkennen können.

»Vorübergehend nicht erreichbar«

Auszeit ist das vielleicht Wichtigste und Hilfreichste in den Wechseljahren, den Jahren um das Aufhören der Monatsblutungen. Unsere hormonelle Regulation ist etwas sehr Machtvolles und bestimmt in vielen Weisen unser Leben und Wohlergehen. Und Veränderungen brauchen Zeit und Raum. Immer wieder erlebe ich, dass es Frauen, deren Tage nicht in einen starren Ablauf von anstrengender Berufstätigkeit und vielleicht noch Pendeln zum Arbeitsplatz eingebunden sind, sondern die Spielraum haben und ihre Aufgaben früher oder eben später erledigen können, leichter fällt, mit möglichen Beschwerden durch die Wechseljahre zurechtzukommen. Dazu kommt, dass unsere sehr vom Kapitalismus bestimmte Arbeitswelt oft nicht sehr wertschätzend mit dem Älterwerden gerade von uns Frauen umgeht. Es ist eben besonders frustrierend, Hitzewallungen ertragen zu müssen und zu erleben, dass ich mit meinen Kräften immer vorsichtiger und sinnvoller haushalten muss, weil ich oft schlecht schlafe, wenn ich weiß, dass nebenan ein dynamischer Mitzwanziger sitzt, frisch von der Uni, der nur darauf wartet, an meinem Stuhl sägen zu können.

Es tut gut, sich in Ruhe zu überlegen, was mir wirklich wichtig ist. Vielleicht ist eine Arbeitszeitreduktion sinnvoll. Oder ein Sabbatjahr, eine vorübergehende wirkliche Auszeit. Sich Zeit nehmen ist etwas so Schönes, Liebevolles und Wohltuendes. Und viele Probleme lösen sich dann von ganz allein.

Regelmäßige Auszeiten sind in Phase der Verwandlung besonders wichtig. So finden Sie sicher »Ihren« Weg.

Gemeinsam neue Wege finden

Ich habe in den vielen Jahren meines Arbeitens immer wieder die Erfahrung gemacht, dass es guttut und oft immens entlastet, über diese Zyklen unseres Frauenlebens zu sprechen. Alleine das Wissen, dass es nicht nur mir so geht, sondern vielen anderen Frauen auch, ist so hilfreich. Die Frage, was unser Frau-Sein jenseits der Möglichkeit von jungmädchenhafter Attraktivität und Fruchtbarkeit ausmacht, betrifft uns alle gleichermaßen. Nicht immer müssen es Worte sein, es kann auch einfach das schöne und so leicht und selbstverständlich gewordene Miteinander-Sein von Frauen jenseits von Konkurrenz und Eitelkeiten sein: Gemeinsame Unternehmungen und Erlebnisse, die einfach nur guttun.

Es ist noch nicht lange her, dass Wechseljahre als Tabu galten, als etwas, das man zu verbergen versucht. Das ist sehr anders geworden, wie die Flut der Literatur zum Thema Wechseljahre zeigt. Und das ist gut so! Wissen hilft gegen Angst, und es gibt so viel Hilfreiches und Wissenswertes.

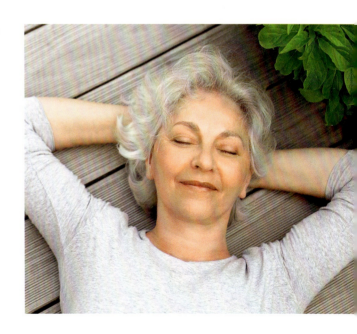

Fit nach dem Wechsel

»Ich esse nicht mehr als früher, aber…« – Stoffwechsel und Kreislauf haben sich verändern

Gewichtszunahme ist leider ein Klassiker in den Wechseljahren. Das liegt einfach daran, dass sich der Stoffwechsel durch die hormonelle Umstellung verändert und wir bei gleichem Essverhalten wie bisher zunehmen. Und zwar unangenehmerweise auch noch genau da, wo es uns unlieb ist, nämlich am Bauch. Auch das ist durch die Hormonumstellung erklärbar: In und nach den Wechseljahren verändert sich durch den niedriger werdenden Östrogenspiegel das hormonelle Gleichgewicht in Richtung männlicher Hormone. Das bewirkt einen Umbau unseres weiblichen Körpers in Richtung eher männlicher Statur.

Eine wirkliche Abhilfe gibt es nicht. Bewusst und letztlich reduziert essen ist das Einzige, das hilft. Ein guter Grund, auf gesunde und bekömmliche Kost umzusteigen, wenn wir das nicht schon lange getan haben. Und noch besser darauf zu achten, wann der Hunger gesättigt ist, damit wir nicht einfach aus Gewohnheit weiteressen.

Clever essen, aber nicht hungern

Der Geheimtipp der Anti-Aging-Experten heißt Dinner-Cancelling. Das regelmäßige Auslassen der Abendmahlzeit, zum Beispiel mehrmals pro Woche, ist auch eine gute Idee gegen zu viele unerwünschte Rundungen. Durch das Absinken des abendlichen Blutzuckerspiegels werden die Hormone Somatotropin, ein Wachstumshormon, und Melatonin vermehrt gebildet. Somatotropin fördert die Regeneration der Körperzellen im Sinne von »good aging«, regt den Muskelaufbau an und bremst die Fettspeicherung. Melatonin verlangsamt die Körperfunktionen im Schlafen und vermindert so wohl ebenfalls den Alterungsprozess. Zudem werden durch die verringerte nächtliche Notwendigkeit, Speisen zu verdauen, in dieser Zeit auch keine freien Radikale gebildet, was gesundheitsförderlich ist und der Alterung entgegenwirkt.

Schöne Kurven sind besser als jedes Lifting

Ein paar Kilo mehr tun unserem Aussehen meistens ganz gut. Gegen das Gewichtsproblem hilft nur relativ konsequente Essens- und Fitnessdisziplin, oder aber zu lieben, was ist. Meistens sehen wir mit etwas mehr Unterhautfettgewebe viel schöner aus. Das polstert nämlich auch die Haut und lässt Fältchen nicht so deutlich sichtbar sein. Schauen Sie sich einmal um, welche Frauen Ihnen in den besten Jahren als besonders schön auffallen.

Es sind meistens nicht die ganz Mageren. Es sind eben die »Jahre der Fülle«, und die dürfen auch gelebt sein und zur Schau getragen werden. Solange es unserer Gesundheit gut tut. Nicht zuletzt wird im körpereigenen Fettgewebe Östron gebildet, ein Östrogenwirkstoff, der uns verjüngt und, in Maßen guttut.

Gibt es ein Anti-Aging-Hormon?

Ein Wort noch zum DHEA-S, dem berühmten Anti-Aging-Hormon der Amerikanerinnen, das ebenfalls zum Abnehmen eingesetzt wird, weil es die Fettverbrennung beschleunigt. Vorsicht ist geboten: Die längerfristige Einnahme dieses Hormons als Nahrungsergänzungsmittel, wie es heute in manchen Kreisen üblich ist, empfiehlt sich meines Erachtens nicht. Die Nebenwirkungen sind völlig ungeklärt, und nachdem es sich zumeist um Importe aus dem Ausland handelt, an deren Verkauf viele ihr Geld mitverdienen, unterliegen die sogenannten Nahrungsergänzungen auch nicht dem strengen, aber sehr sorgfältigen deutschen Arzneimittelgesetz.

Angemessene Bewegung für Körper und Kreislauf

Wirklich sinnvoll aus vielen Gründen ist regelmäßige sportliche Betätigung, mindestens dreimal pro Woche eine halbe Stunde lang. Tun Sie, was auch immer Ihnen Freude macht, aber tun Sie es!

Der Puls auf Hochtouren hilft uns, zu entspannen und gut schlafen zu können. Sport wirkt gegen Bluthochdruck und Herz-Kreislauf-Erkrankungen. Bewegung beugt Osteoporose und Rückenbeschwerden vor. Und natürlich hilft jeder Kalorienverbrauch, dass wir wieder ohne Reue unser Essen genießen können, ohne gleich Angst davor haben zu müssen, am nächsten Morgen auf die Waage zu steigen. Nicht zuletzt gehört das zur Eigenliebe: Unseren gewandelten Körper neu zu entdecken, neue Formen zu erlauben, ein neues Ja zu finden.

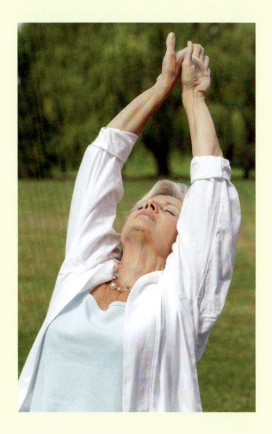

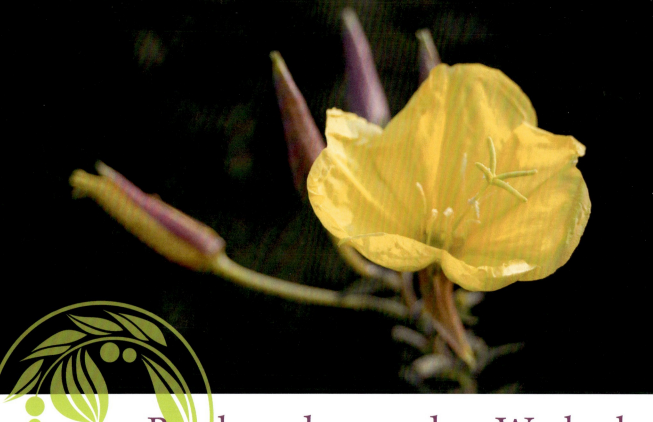

Beschwerden vor dem Wechsel

Vielen Frauen geht es erst dann wieder gut, wenn die Blutungen einmal ganz aufgehört haben. Das liegt an den großen Hormonschwankungen, die der Menopause vorausgehen können.

Die Jahre vor dem endgültigen Aufhören der Monatsblutungen sind für viele Frauen weit mühsamer als die Zeit danach. Das liegt daran, dass die zunehmenden hormonellen Schwankungen und die nachlassende Funktion des Gelbkörpers (der Bereich im Eierstock, der nach dem Eisprung umgebaut wird, um das Gelbkörperhormon Progesteron zu produzieren) viele Beschwerden machen können. Faustregel ist: In den Jahren vor der Menopause kommen die Beschwerden in aller Regel durch einen (relativ) zu hohen Östrogenspiegel zustande, in den Jahren danach durch die gering gewordene körpereigene Östrogenproduktion.

Woran erkenne ich, dass es bald losgeht?

Die eigentlichen Wechseljahre sind die Jahre vor dem endgültigen Aufhören der Monatsblutungen. Das Ungleichgewicht in Richtung Östrogene bewirkt einen verstärkten Schleimhautaufbau in der Gebärmutter und kann zu langen und starken Monatsblutungen, zu schmerzhaftem Brustspannen und Wassereinlagerungen führen. Was die meisten von uns schon als typische PMS-Beschwerden kennen, ereilt uns in dieser Zeit oft verstärkt. Auch werden die Perioden oft unregelmäßiger, kürzere wie längere Zyklen kommen vor. Und auch die Intensität unseres

Blutens kann sich verändern. Bei manchen Frauen bleibt die Monatsblutung lange regelmäßig, wird aber einfach immer schwächer, bis sie ganz ausklingt.

Die Zeit nach der Menopause

Um die letzten Monatsblutungen herum stellen sich dann häufig Beschwerden ein, die durch die niedrig gewordene körpereigene Östrogenproduktion bedingt sind. »Klassiker« sind Hitzewallungen, Schweißausbrüche, trockene Haut und trockene Schleimhäute, in der Folge vaginale Trockenheit und häufigere Blasenentzündungen. Auch unsere Seele kann die zyklische Regelmäßigkeit und den aufbauenden Impuls der Östrogene schmerzlich vermissen und mit Niedergedrücktheit und Stimmungstiefs reagieren. Durch den veränderten Stoffwechsel nehmen viele von uns »langsam, aber sicher« an Gewicht zu, oft mehr, als uns lieb ist.

Mit diesem Wissen können wir uns leicht die richtigen Pflanzen aus der Schatzkammer der Natur suchen, die ein mögliches Ungleichgewicht ausgleichen. Ein Profi kann uns helfen, uns selbst gesund zu machen und zu erhalten: Sprechen Sie mit Ihrer Gynäkologin, wenn Sie nicht sicher sind, wie Sie Ihre Beschwerden einzuschätzen haben.

Die Schilddrüse prüfen lassen

Auch die Abklärung der Schilddrüsenfunktion ist in diesem Zusammenhang sehr wichtig, weil viele Symptome wie Gewichtszunahme, Wassereinlagerungen, Schlafstörungen und schwankendes Wohlbefinden auch durch eine Schilddrüsenunterfunktion verursacht sein können. Diese ist heutzutage sehr häufig der Fall, gerade in der Form der Autoimmunerkrankung Morbus Hashimoto, bei der körpereigene Antikörper gegen das Schilddrüsengewebe gebildet werden, was eine schleichende und chronische Entzündung und eine schwankende Schilddrüsenfunktion bewirkt und letztlich zu einer hochgradigen Unterfunktion führen kann. Die Einnahme von Schilddrüsenhormonen ist hier oft notwendig, eine ganzheitliche Therapie durch einen entsprechend erfahrenen Experten ist aber immer eine gute Alternative.

Hilfe bei Östrogendominanz

Folgende Pflanzen helfen uns in der von Östrogendominanz geprägten Phase des Übergangs besonders:

Frauenkräuter für den Übergang

Mönchspfeffer *(Vitex agnus-castus)*: Wirkt gelbkörperartig und zyklusregulierend und hilft deshalb bei Blutungsunregelmäßigkeiten und gegen lästiges Brustspannen.

Yamswurzel *(Dioscorea villosa radix)*: Eine Vorstufe für die Bildung unseres körpereigenen Progesterons und möglicherweise in vieler Weise unsere hormonelle Eigenregulation anregend ist Diosgenin, das aus der Wurzel der mexikanischen Yams gewonnen wird.

Schafgarbe *(Achillea millefolium)*: Stärkt die Gebärmutter, wirkt hormonell ausgleichend und unterstützend.

Frauenmantel *(Alchemilla vulgaris)*: Hormonell regulierend und rhythmusunterstützend, insbesondere auch gelbkörperartig wirksam, darum in den Jahren vor dem Aufhören der Monatsblutungen eine wichtige Heilpflanze.

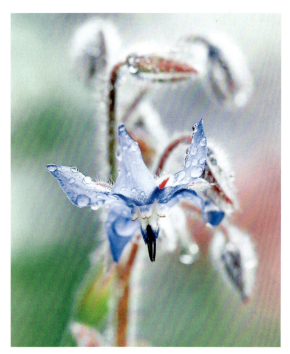

Borretsch ist viel mehr als ein Küchenkraut: Er hilft unserem Körper, Hormonreserven aufzustocken.

Borretsch *(Borago officinalis)* **und Nachtkerze** *(Oenothera biennis)* enthalten in Ölform wichtige Botenstoffe, aus denen unser Körper selbst seine Hormonreserven aufstocken kann. Hilfe zur Selbsthilfe.

Regulation ist alles

Gerade in den Jahren vor dem Aufhören der Monatsblutungen geht es letztlich darum, die körpereigene Hormonproduktion so anzuregen, dass es uns gut geht und wir in unserem Rhythmus sind.

Mönchspfeffer für den Zyklus

Verwendet werden die Samen. Die Anwendung als Tee ist nicht üblich, weil die Inhaltsstoffe schlecht wasserlöslich sind. Es gibt sehr schöne Fertigpräparate.

Mönchspfeffer-Tinktur oder -Tabletten: 20 Tropfen beziehungsweise 1 Tablette täglich über 2 bis 3 Zyklen einnehmen, gegebenenfalls auch länger. Eine andere Möglichkeit ist, den Mönchspfeffer, der zyklusregulierend und gelbkörperartig wirkt, nur vom Eisprung bis zum Periodenbeginn, also nur in der zweiten Zyklushälfte, einzunehmen.

Yamswurzel zur Unterstützung der Hormonaktivität

Yamswurzel wird bei Beschwerden der zweiten Zyklushälfte vom Eisprung bis zum 1. Tag der Blutung eingenommen (bis maximal 1000 mg/Tag). Zum allgemeinen Unterstützen der hormonellen Aktivität können Sie sie in niedrigerer Dosierung (maximal 400 mg/Tag, Vorsicht: kann eventuell den Eisprung unterdrücken) durchgängig einnehmen. Die Dosierung richtet sich nach den Wirkmengen der Produkte, darum muss man sich an die Herstellerangaben halten.
Vorsicht: Yamswurzel kann die Wirkung der Pille herabsetzen. Also nicht gleichzeitig anwenden, und auch nicht in Schwangerschaft und Stillzeit. Mögliche Nebenwirkungen sind außerdem Verdauungsprobleme und Hautausschläge.

Harmonisierender Yamswurzel-Tee

Zur Hormonregulation und bei Beschwerden in der zweiten Zyklushälfte

20 g Yamswurzelstücke aus hochwertiger Qualität

Für 20 Minuten je nach Geschmack in 500 bis 750 ml Wasser kochen lassen, abseihen und genießen.

* Täglich ab Zyklusmitte bis zum Beginn der nächsten Periode. Oder durchgehend trinken, dann aber nur eine Tasse (ca. 250 ml, Yamswurzel entsprechend weniger) täglich.

Mein-Rhythmus-Tee

Bei zu häufigen und unregelmäßigen Monatsblutungen

1 Teil Frauenmantelkraut * 1 Teil Schafgarbenkraut

Beide wirken regulierend auf den Monatsrhythmus. Für eine kleine Tasse 1 bis 2 gehäufte Teelöffel der Mischung mit 100 bis 150 ml Wasser übergießen. Zugedeckt 10 bis 15 Minuten ziehen lassen, abseihen und genießen.

* Über einen Zeitraum von 2 bis 3 Monaten täglich eine Tasse trinken.

Einladung zum Rhythmus: Beeren und Öle für die besten Jahre

Gamma-Linolensäure ist eine dreifach ungesättigte Omega-6-Fettsäure. Sie muss regelmäßig und ausreichend mit der Nahrung aufgenommen werden, weil sie ein unersetzlicher Baustein für wichtige Wirk- und Botenstoffe im Organismus ist. Die Weitstellung der Blutgefäße, und damit ein Absenken von zu hohem Blutdruck, ist eine der erwünschten Wirkungen. Gemüse, Sonnenblumenöl, Distelöl, Nüsse und Sesam sowie B-Vitamine und Spurenelemente enthalten Baustoffe für die körpereigene Herstellung von Gamma-Linolensäure.
Gamma-Linolensäure ist auch ein Baustein in der Produktion von Gewebehormonen. Darum ist sie für uns Frauen in den besten Jahren, wo uns eine starke körpereigene Hormonproduktion einfach so guttut, von großer Bedeutung.
Das ist ein weiterer guter Grund für gesunde Küche: Rohes oder nur leicht gedünstetes Gemüse und alle Blattsalate schmecken angemacht mit Sonnenblumen- oder Distelöl und einigen Nüssen oder gerösteteм Sesam sehr lecker. Das versorgt uns mit den Bausteinen für einen gesunden Hormonhaushalt und erhält uns fit und schlank.

Öle zur Anregung der körpereigenen Hormonproduktion

Nachtkerzenöl und Borretschöl enthalten reichlich Gamma-Linolensäure, reife Schwarze Johannisbeeren übrigens ebenso. Verwendet werden für das Öl die reifen Samen der Nachtkerze beziehungsweise des Borretschs.
Gönnen Sie sich diese feinen Pflanzenstoffe aus Nachtkerze und Borretsch immer wieder im Sinne einer Kur. Achten Sie dabei auf die gute Herstellung und insbesondere die Kaltpressung der Öle.
Borretschöl: Über 2 bis 3 Monate 2- bis 3-mal täglich jeweils 2 Kapseln einnehmen. Achten Sie auf die Herstellerangaben.
Nachtkerzenöl: Über einige Monate 2-mal täglich 2 Kapseln à 500 mg einnehmen. Achten Sie auf die Herstellerangaben.

Zu starke Menstruation ▶ siehe »Zu starke und zu häufige Periode« ab Seite 76.

Eisenmangel ▶ siehe Kapitel »Eisenmangel« ab Seite 80.

Sonstige prämenstruelle Beschwerden, insbesondere auch Brustspannen ▶ siehe Kapitel »Prämenstruelle Beschwerden« ab Seite 84.

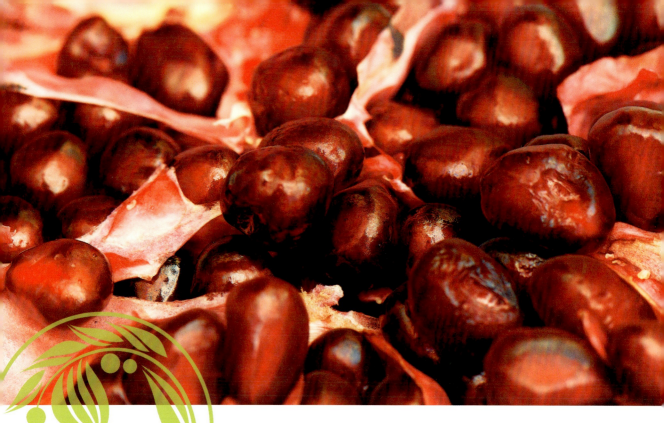

Außer Kontrolle: Hitzewallungen & Co.

»Warten Sie bitte einen Moment, meine Herren, in mir wallt es gerade …« – Dieser schöne Satz aus Julia Onkens wunderbarem Buch Feuerzeichenfrau beschreibt sehr anschaulich, warum die Zeit ohne Regel für manche von uns eine Zeit von Regellosigkeit ist.

Der niedriger werdende Östrogenspiegel bewirkt nicht nur das Ausbleiben unserer Monatsblutungen, sondern zeigt seine Folgen in vielen Organen und Geweben unseres Körpers.
Nachdem auch das Temperaturregulationszentrum in der Hirnanhangsdrüse stark vom Östrogenspiegel gesteuert wird, braucht es manchmal eine Weile, bis die neuen Verhältnisse zur Norm geworden sind. Das merken wir dann an den sehr unangenehmen plötzlichen Hitzewallungen, die von massiven Schweißausbrüchen gefolgt sein können. Anzahl und Heftigkeit dieser Zustände sind dabei individuell sehr unterschiedlich. Von leichten, gut erträglichen Beschwerden bis hin zu beinahe ständigen Hitzewallungen und permanentem Schwitzen ist leider alles möglich. Als besonders beeinträchtigend wird die entgleiste Temperaturregulation nachts empfunden. Kein Wunder, viele Frauen schlafen in den Wechseljahren ohnehin schlechter, weniger tief, werden häufiger wach und können nicht mehr einschlafen. Wenn dazu noch solche Beschwerden kommen, werden die Nächte zur Qual.
Ein Trost ist, dass es irgendwann vorbei sein wird, wenn sich der Organismus umgewöhnt hat. In der

Regel dauert es nur wenige Monate bis maximal 2 Jahre, bis das neue Gleichgewicht, bleibende Beschwerdefreiheit und ein tolles Wohlgefühl auf neuem Niveau geschafft sind.

Auch unsere Haut reagiert auf den veränderten Östrogenspiegel. Die gute Nachricht: Wir altern ab jetzt nicht etwa schneller, man sieht es nur besser. Unter Östrogeneinfluss wird mehr Lymphe in die Hautschichten eingelagert. Das polstert auf und lässt uns straffer und frischer aussehen. Dieser Effekt geht mit dem sinkenden Östrogenspiegel zurück. Auch alle Schleimhäute verändern sich. Viele Frauen bemerken das besonders unangenehm im Intimbereich, wo es zu Trockenheit und in der Folge des sich ändernden bakteriellen Gleichgewichts in der Vagina auch zu häufigeren Scheiden- und Blasenentzündungen kommen kann.

Pflanzliche Östrogene sind die Zauberformel für all diese Unannehmlichkeiten. Sie helfen dem Organismus, sich sanft an die neuen hormonellen Verhältnisse zu gewöhnen.

Better-Aging-Küche – Phytoöstrogene aus der Nahrung

Unsere Nahrungsmittel bieten eine Vielzahl von pflanzlichen Östrogenen. Dazu gehören die Pflanzenstoffe Genistein und Daidzein (beides Lignane) sowie Resveratrol. Lassen Sie sich etwas einfallen, um viele dieser Produkte in Ihre tägliche Speisekarte zu integrieren, damit unsere Nahrung (wieder) unser erstes und bestes »Heilmittel« wird.

Heimische Hülsenfrüchte wie Linsen, Erbsen, Bohnen und auch Kichererbsen sind eine schöne Abwechslung zu den wunderbaren Sojaprodukten. Haselnüsse, Walnüsse und Erdnüsse sowie Sonnenblumenkerne und der herrlich nussige Buchweizen sollten auf Ihrem Speiseplan nicht fehlen, genauso wie Pflaumen, Passionsfrucht und Granatapfel. Wunderbar wirken auch die leicht zu findenden Wildkräuter Löwenzahn, Sauerampfer und der rote Wiesenklee. Und trinken Sie viel grünen Tee.

Gesundheit beginnt im Darm

Die Darmflora beeinflusst die Verfügbarkeit der über die Nahrung aufgenommenen Pflanzenöstrogene. Bei Verdauungsbeschwerden oder wenn die Darmflora nach einer Antibiotikatherapie schwächelt, sollte man unbedingt wieder für ausreichende Mengen von richtigen Darmbakterien sorgen. Diese sogenannte mikrobiologische Therapie ist einfach und effektiv, und sie hilft außerdem, das Immunsystem wieder stark zu machen. Die Immunzell-Rohlinge werden nämlich im Darm geschult. Bei einer gestörten Bakterienzusammensetzung auf der Darmschleimhaut erhalten sie die falschen »Ausbildungsinformationen«. – Allergien und auch Abwehrschwäche sind die Folgen. Fragen Sie Ihren naturheilkundlichen Arzt oder Heilpraktiker nach einer solchen Darmfloraanalyse und -therapie.

Phytoöstrogene bei Krebs

Die Aufnahme pflanzlicher Östrogene aus der Nahrung ist nach allem, was wir bisher wissen, unbedenklich auch für die Frauen, die aufgrund einer Brust- oder Eierstockkrebs-Erkrankung oder sonstiger Vorerkrankungen keine Östrogene einnehmen dürfen. Das ist für Phytoöstrogen-Fertigpräparate nicht ausreichend gesichert.

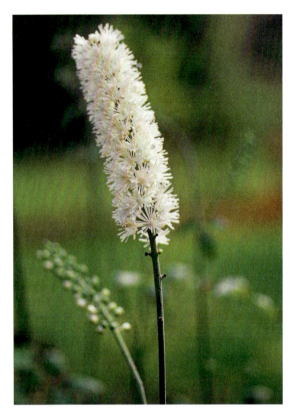

Den Ureinwohnern Nordamerikas verdanken wir das Wissen um die phytoöstrogene Wirkung der Traubensilberkerze.

Soja & Co.

Das wohl berühmteste Phytoöstrogen ist Soja. Es enthält eine so hohe Menge an pflanzlichen Östrogenen, dass es auf Japanisch gar kein Wort für Hitzewallungen gibt.
Gute Wirkungen auf Wechseljahresbeschwerden lassen sich mit einem Viertelliter Sojamilch oder etwa 100 g Tofu täglich erzielen. Damit vermindert sich übrigens auch das Risiko für Osteoporose und Herz-Kreislauf-Erkrankungen und Sie beugen Übergewicht vor.
Das ist natürlich nicht jedermanns Geschmack. Aber es gibt viele Alternativen. Um sicher zu sein, dass Sie nicht mit Allergien oder Nebenwirkungen auf einzelne Speisen reagieren, bringen Sie viel Abwechslung auf Ihren Teller: Hopfen und Gelée royale (Bienenprodukt) gehören wie alle Sojaprodukte in den Wechseljahren auf jede Speisekarte.

Neue Balance finden

Frauenkräuter für die Hormonbalance

Traubensilberkerze *(Cimicifuga racemosa)* wirkt hervorragend phytoöstrogen, die Wirkung ist verblüffend.

Hopfen *(Humulus lupulus)* wirkt ebenfalls phytoöstrogen. Verwendung finden die weiblichen Zapfen und die Triebspitzen dieser uns allen als Grundlage des heimischen Biers wohlbekannten Pflanze. Seine östrogenartige Wirkung war auch schon den Pflückerinnen sehr bekannt, die in der Erntezeit Zwischenblutungen und verkürzte Zyklen beklagten.

Granatapfel *(Punica granatum)* ist ein tolles Phytoöstrogen.

Rotklee *(Trifolium pratense)* ist der heimische Klassiker unter den Pflanzenöstrogenen. Die Blüten des Wiesen-Rotklees enthalten Isoflavone und andere Phytoöstrogene und sind darum eine wunderbare Alternative zu Soja und Traubensilberkerze. Verwendung meist als Tee. Er eignet sich aber auch zum einfach Essen, zum Beispiel im Salat, oder als Fertigpräparat.

Melisse *(Melissa officinalis)* wirkt beruhigend und ausgleichend.

Salbei *(Salvia officinalis)* hilft toll gegen das lästige Schwitzen.

> ### Phytoöstrogene bei Myomen & Co.
>
> Bei östrogenabhängigen Erkrankungen wie Myomen und Endometriose ist allerdings Vorsicht geboten. Die Nahrungsöstrogene erreichen zwar kaum für diese Erkrankungen relevante Spiegel im Blut, aber fragen Sie sicherheitshalber lieber Ihre Frauenärztin, wie diese Ihre Situation einschätzt.

Traubensilberkerze – das indianische Wunderkraut

Verwendet werden Abkochungen aus der Wurzel. Schon die nordamerikanischen Indianerinnen wussten von der hilfreichen Wirkung dieses Suds. Sogar in wissenschaftlichen Studien konnte die verblüffende Wirkung des Traubensilberkerzenwurzelstocks gegen Hitzewallungen, Schweißausbrüche und damit verbundene Schlafstörungen, depressive Verstimmungen sowie vaginale Atrophie und Trockenheit eindeutig nachgewiesen werden.

Ein Verdacht auf eine mögliche Belastung der Leber durch längerfristige Einnahme von *Cimicifuga*-Präparaten konnte zwar nicht sicher bestätigt werden, ich empfehle aber trotzdem eine Kontrolle der Leberwerte vor und während der Einnahme dieser wirkungsvollen Wunderpflanze für die Wechseljahre. In Schwangerschaft und Stillzeit sowie nach gynäkologischen Krebserkrankungen sollte die Traubensilberkerze sicherheitshalber nicht eingenommen werden.

Zur sicheren Anwendung empfehle ich hier Fertigpräparate:

Cimicifuga D2-Dilution (z. B. Ceres): 2- bis 3-mal jeweils 3 Tropfen täglich.
Remifemin Dragees (Schaper & Bruemmer): 1- bis 2-mal jeweils 1 Dragee täglich.
Eine längerfristige Einnahme ist nur unter regelmäßiger Kontrolle der Leberwerte möglich.
Fragen Sie in Ihrer Apotheke nach weiteren *Cimicifuga*-Präparaten und stimmen Sie das Vorgehen am besten mit Ihrer Frauenärztin ab.

Granatapfel – Evas Apfel für die besten Jahre

Der Samen des Granatapfels wirkt östrogenartig und ist darum eine beliebte Ergänzung des Speiseplans nach Ausbleiben der Monatsblutungen. Wunderbar kann man ihn auch als Saft zu sich nehmen (siehe Seite 111).

Das Fertigprodukt Delima (Pekana) enthält zusätzlich Vitamin E, das zellaufbauend und regenerierend wirkt. Es ist in Deutschland nur als Nahrungsergänzungsmittel erhältlich, weil die möglichen Risiken einer längerfristigen Einnahme nicht ausreichend getestet sind. Darum bitte Vorsicht bei längerfristiger Einnahme von Fertigpräparaten. Stimmen Sie das Vorgehen immer mit Ihrer Frauenärztin ab.

Der Granatapfel ist die Frucht, mit der Eva seinerzeit Adam aus dem Paradies gelockt hat. Nun kann er helfen, dass wir Evas unseren Adam wieder in das Paradies, unseren Schoß, locken können.

Granatapfelöl ist ein pflanzenöstrogenhaltiges Öl (z. B. Weleda), das sich zur Pflege des Intimbereichs wunderbar eignet. Viel besser als viele der Feuchtigkeitsgele ist es auch ein wohlduftender Helfer in Liebes-Angelegenheiten. Unbedingt versuchen! Es kann zur Pflege sowohl der Vulvahaut als auch der Vaginalschleimhaut verwendet werden. Zuvor bitte vorsichtig ausprobieren, ob eventuell eine Unverträglichkeit besteht.

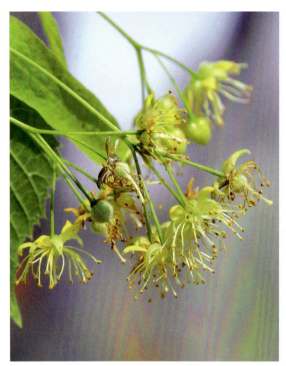

Lindenblüten helfen nicht nur wunderbar bei Erkältungskrankheiten, sondern helfen auch gut durch den Wechsel.

Natürliches gegen die lästige Hitze

»Fliegende Hitze« – Power-Tee

Bei Hitzewallungen und Schweißausbrüchen

1 Teil Frauenmantelkraut * 1 Teil Rotkleeblüten * 1 Teil Hopfenblüten * 1 Teil Melissenblätter * 1 Teil Salbeiblätter

Die Melisse wirkt beruhigend, Frauenmantel, Rotklee und Hopfen sind potente Pflanzenöstrogene und der Salbei ist als altes Heilmittel bei starkem Schwitzen seit je bekannt.
Für eine große Tasse 1 Esslöffel dieser Mischung mit 250 ml Wasser, das zuvor gekocht hat, übergießen. 10 Minuten ziehen lassen, abseihen und genießen.
* Über 2 bis 3 Monate 1 bis 2 Tassen (500 ml) täglich trinken. Für eine längerfristige Anwendung nur noch 2- bis 3-mal pro Woche oder nach Bedarf anwenden.

Linden-Erfrischungstee

Bei zu große Hitze

1 Handvoll Lindenblüten

Ein Kaltaufguss aus Lindenblüten (Ernte Juni bis Juli) wirkt dank einer Mischung aus Flavonoiden und anderen Wirkstoffen lindernd bei Hitzewallungen in den Wechseljahren und fördert ruhigen Schlaf.
1 Handvoll Lindenblüten in 1 Liter kaltem Wasser ansetzen und 6 bis 8 Stunden ziehen lassen. Abseihen und genießen.
* Trinken Sie diesen kalten Tee tassenweise über den Tag verteilt, so viel Sie mögen und Ihnen guttut.

Sanft & schnell

* **Lupulus-Urtinktur** (Hopfen, Ceres): 1- bis 3-mal täglich jeweils 2 Tropfen pur oder in Wasser einnehmen, insbesondere bei nervöser Unruhe.

* **Menoflavon-Dragees** (Rotklee): 1- bis 2-mal 1 Dragee pro Tag. Rotklee ist in Deutschland nur als Nahrungsergänzungsmittel zugelassen. Risiken einer längerfristigen Einnahme sind nicht ausreichend untersucht.

* **Salvia-Urtinktur** (Salbei, Ceres): 1- bis 3-mal täglich 2 bis 3 Tropfen pur oder in Wasser einnehmen.

Die Lindenblüten unterstützen auch die Ausscheidung und Entschlackung. Dieser Vorteil macht sich nach körperlicher Bewegung besonders bezahlt. Also doppelt »Plus« für den Wechsel.

Kalte Füße – kühler Kopf

Um nächtlicher Hitze nicht hilflos ausgeliefert zu sein, gibt es viele einfache Tricks. Glatte Seidenbettwäsche ist nicht nur wunderschön, sondern kühlend. Bei allen Wechseljahresbeschwerden empfehlen sich Kaltreize wie kaltes Waschen, Abduschen und kalte Wickel. Das ist im ersten Augenblick sehr gewöhnungsbedürftig, aber die Wirkung ist verblüffend. Besonders effektiv sind kühle Füße. Schnelle Hilfe und Pflege schenken kühlende und erfrischende Fußgels. Oder hausgemachte Wickel mit einfachen Tees.

Kalte Zitronen-Fußwickel

Gegen nächtliche Hitzewallungen

Aus Zitronen- oder Pfefferminztee

Die Wickel sind herrlich kühlend und regen die Temperaturbalance für die ganze Nacht an. Für Eilige sind nasse Socken eine gute Alternative.

1 Kochen Sie – am besten schon morgens – einen starken Tee: 2 Esslöffel Pfefferminzkraut oder den Saft einer ausgepressten Zitrone mit 500 ml Wasser übergießen und 10 Minuten ziehen lassen. Abseihen und abkühlen lassen.
2 Tränken Sie weiche Tücher oder kleine Handtücher im Tee und wickeln Sie Ihre Füße und Unterschenkel darin ein.

* **Die Umschläge 20 bis 30 Minuten genießen. Bei Bedarf mehrmals wechseln.**

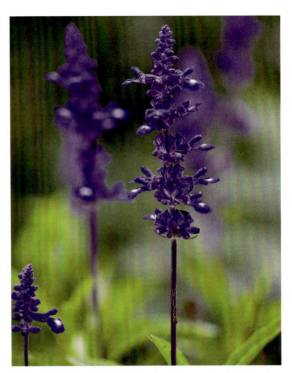

Ein Tee aus den Blättern des wunderschönen Salbeis gilt seit je als Klassiker bei Schweißausbrüchen.

Salbei – der Klassiker gegen Schweißausbrüche

Salbeitee ist ein altbekanntes Hausmittel, nicht nur zum Gurgeln bei Halsentzündungen. Getrunken wirkt er wunderbar regulierend bei zu starkem Schwitzen. Für eine große Tasse 1 bis 2 Teelöffel des getrockneten Krauts mit 250 ml kochendem Wasser übergießen, abseihen und warm oder auch kalt in kleinen Schlucken genießen.
Es gibt so viele Möglichkeiten, diesen Klassiker einzusetzen: Kreieren Sie sich einen herrlichen Eistee aus Salbei, grünem Tee und einigen Scheiben Zitrone! Auch frisch und gegessen wirkt Salbei mit seinem intensiv-herben Aroma wunderbar. Wer mag, nascht einfach zwischendurch einige Blätter aus dem Küchengarten. Auch in etwas Butter geröstet zu Pasta schmeckt Salbei toll und tut gut.

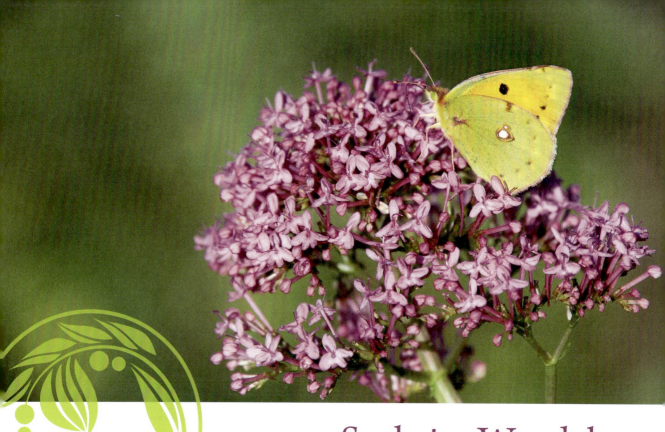

Seele im Wandel – Stimmungsschwankungen & Co.

Die Hormonumstellung verändert nicht nur unseren Körper, sondern auch Seele und Geist. Alles ist ineinander verwoben und letztlich eins. Erholsamen Schlaf und seelische Ausgeglichenheit während unserer Wandlung schenken uns Pflanzen.

Die hormonelle Umstellung in den Wechseljahren ist ein bedeutsamer Einschnitt in unser Frauenleben. Gleich, ob wir das Aufhören der Monatsblutungen sehnlichst erwartet haben oder als schmerzlichen Abschied empfinden. Etwas ist zu Ende gegangen, nämlich die Möglichkeit zu körperlicher Fruchtbarkeit. Und etwas Neues beginnt. Und das macht immer auch Angst. Hinzu kommt, dass der oft sehr schwankende Hormonspiegel gerade in den Jahren vor dem Aufhören der Monatsblutungen uns das Leben zur Achterbahn macht. Schwankungen und Instabilität, ob auf hormonell-physischer oder auf seelisch-lebensplanerischer Ebene sind herausfordernd, gerade wenn unser Alltag ohnehin anstrengend ist. Mehr noch als der Körper braucht die Seele genug Raum in dieser Lebenszeit. Zeit für Spaziergänge, für scheinbar Unsinniges, Zeit, den versäumten Nachtschlaf ein wenig nachholen zu können, Zeit, in der unsere Seele ihre neue Form gebären kann. Es findet sich unser Weg.

Der inneren Stimme Raum geben

Die Hormonumstellung alleine ist kein plausibler Grund für die seelische Instabilität und die schwankenden Gemütszustände, die manche von uns in diesen Jahren erleben. Ich vermute, dass uns gerade in dieser Zeit der »großen Reise« auch noch einmal alles begegnen mag, was in unserem Leben schwer und hinderlich war und uns am Zulassen des Neuen hindert. Es geht, auch bei der Heilpflanzentherapie, nicht darum, unbequeme Symptome einfach nur loszuwerden. Auch unliebsame Töne gehören zu unserem inneren Lied. Es geht bei der Lösung solcher Blockaden oft gar nicht darum, Grundlegendes noch einmal aufzuarbeiten, sondern darum, einfach einmal unsere wirklichen Gefühle sprechen zu lassen. Es geht um Mitgefühl mit uns selbst. Wenn das allein nicht gelingt, kann professionelle Hilfe unverzichtbar sein. Auch die Einnahme von Antidepressiva und stimmungsaufhellenden Medikamenten hilft manchmal, jenseits der schwarzen Wolken wieder den Himmel zu sehen. Scheuen Sie sich nicht, Hilfe anzunehmen, das ist kein Eingeständnis von Schwäche, sondern der erste und mutige Schritt auf einem neuen Weg.

Einschlaf- und Durchschlafprobleme, nächtliches Aufwachen und nicht wieder einschlafen zu können gehören für viele Frauen, wie auch Hitzewallungen und Schweißausbrüche, zum Programm des hormonellen Umbaus. Aber manchmal äußert sich das Hormonchaos auch nur relativ sanft durch ungewohnt schlechtes Schlafen.

Raum zu geben und Zeit zu nehmen für das, was da geschieht, ist gerade in unserer hektischen und sich ständig wandelnden Lebenswelt die wichtigste Medizin für die Seele in Zeiten von Veränderung. Versuchen Sie dieses also unbedingt, so gut es irgendwie geht.

Frauenkräuter für die Seele

Alle **Phytoöstrogene** von Seite 136 helfen, den schwankenden Hormonhaushalt zu stabilisieren, und sind darum ebenfalls große Seelenhelfer.

Frauenmantel *(Alchemilla vulgaris)* hilft nicht nur, die instabil gewordene Hormonregulation wieder zu balancieren, sondern schenkt uns auch einen Schutzmantel für unser Frau-Sein, wie uns die Form der schönen Pflanze ahnen lässt. Das tut in Zeiten der Veränderung überaus gut.

Sanft & schnell

* **Alchemilla-Urtinktur** (Frauenmantel, Ceres): 2-mal täglich jeweils 3 Tropfen pur oder in Wasser einnehmen. Längerfristige Einnahme möglich.

* **Cimicifuga D2-Dilution** (Traubensilberkerze, Ceres): 2- bis 3-mal täglich jeweils 3 Tropfen pur oder in Wasser einnehmen. Längerfristige Einnahme möglich (siehe Seite 137).

* **Remifemin Dragees** (Traubensilberkerze, z. B. Schaper & Bruemmer): 1- bis 2-mal täglich jeweils 1 Dragee. Längerfristige Einnahme unter Beachtung der Kontraindikationen (siehe Seite 137) möglich.

* **Ribes nigrum-Urtinktur** (Schwarze-Johannisbeeren-Blätter, Ceres): 1- bis 3-mal täglich jeweils 2 bis 5 Tropfen pur oder in Wasser einnehmen. Hilft gerade auch gegen die Stimmungsschwankungen in den Wechseljahren sehr gut.

Traubensilberkerze *(Cimicifuga racemosa)* wirkt nachweislich auch auf die Psyche.

Schwarze Johannisbeere *(Ribes nigrum* L.*)* in Form einer Tinktur aus den Blättern des Strauchs hilft insbesondere auch gegen Stimmungsschwankungen.

Johanniskraut *(Hypericum perforatum)* ist ein hochwirksames pflanzliches Antidepressivum.

Johanniskraut – Wunderpflanze für die Psyche

Johanniskraut ist das beste Heilkraut für ein angegriffenes Nervenkostüm. Es wirkt stimmungsaufhellend, angstlösend und schenkt uns wieder Zuversicht. Die Einnahme empfiehlt sich insbesondere im Herbst und Winter, in den dunklen Monaten des Jahres. Johanniskraut kann nämlich zu einer veränderten Lichtempfindlichkeit der Haut führen. Darum muss man in den sonnigen Monaten bei Einnahme direkte Sonneneinstrahlung vermeiden.
In der Schwangerschaft und Stillzeit nicht verwenden! Es treten Wechselwirkungen mit anderen Medikamenten wie Psychopharmaka, Immunsuppressiva, Gerinnungshemmern und vor allem auch mit der Pille auf. Johanniskraut kann die Wirkung der Pille herabsetzen und sogar aufheben. Darum sollte man die Einnahme immer mit einem sachkundigen Arzt abstimmen.
Damit die Pflanze ihre Wirkung, besonders in heftigen Fällen, tun kann, muss eine bestimmte Dosis erreicht werden. Das gelingt am besten und sichersten mit Fertigpräparaten. Sie enthalten Trockenextrakte in einer Dosierung, für die eine antidepressive Wirkung belegt ist. Als wirksame Tagesdosis gelten 2 bis 4 g Drogenäquivalente, das entspricht – je nach Extrakt – 460 bis 800 mg Trockenextrakt, z. B. Esbericum 250 mg Dragees (Schaper und Brümmer): 1- bis 2-mal täglich jeweils 2 Dragees. Laif 600 bzw. 900 mg Tabletten (Steigerwald): 1 Tablette täglich.

Selbstverständlich wirken auch Tees oder Tinkturen wunderbar auf unseren Geist.

Heiltee für die Seele im Wandel

Zur Beruhigung und zur Unterstützung der Hormonbalance

1 Teil Johanniskraut * 1 Teil Melisse * 1 Teil Frauenmantel

Sanft & schnell

* **Hypericum-Urtinktur** (Johanniskraut, Ceres): 1- bis 3-mal täglich jeweils 1 bis 5 Tropfen pur oder in Wasser einnehmen.

Die Erfahrung zeigt, dass oft sehr schnell sehr starke Wirkungen erzielt werden. Darum muss die Dosis unbedingt mit größter Sorgfalt und immer individuell bestimmt werden. Man sollte hier mit einer niedrigen Dosierung von 2- bis 3-mal täglich 1 bis 3 Tropfen beginnen, und diese wöchentlich um jeweils einen Tropfen langsam erhöhen, bis die gewünschte Wirkung eintritt. Dann muss man unbedingt mit der Dosis wieder etwas zurückgehen, zum Beispiel auf 1 bis 2 Tropfen pro Einnahme, oder die Urtinktur nur noch jeden 2. oder 3. Tag einnehmen, um eine Überdosierung zu vermeiden.

1 Esslöffel dieser Mischung mit 250 ml Wasser übergießen, das zuvor gekocht hat, 10 Minuten ziehen lassen, abseihen und genießen.
* Über einige Wochen täglich 1 bis 2 Tassen (500 ml) trinken. Bitte die genannten Wechselwirkungen und Anwendungshinweise für Johanniskraut beachten.

Wilde Möhre (Daucus carota subsp. carota)

Stehen Konzentrationsstörungen, Antriebsschwäche und Müdigkeit im Vordergrund der Verstimmung, hilft die Wilde Möhre. Sie ist ein »Unkraut«, das quasi überall wächst. Verwendbar sind die Wurzeln und die Samen. Die notwendige hohe Wirkstoffdosis erhält man nicht durch Hausmittel, Sie sollten ein hoch dosiertes Fertigpräparat einnehmen:
Daucus comp. (Ceres): 1- bis 3-mal täglich jeweils 5 Tropfen. Nach 4 Wochen Einnahme 1 bis 2 Wochen Pause machen, dann eventuell wiederholen.

Frauenkräuter für wohligen Schlaf

Haferkraut (Avena sativa): Der noch grüne Hafer leistet bei Erschöpfung, Nervenschwäche und Schlaflosigkeit gute Dienste, als Tee oder in seiner Essenz als Urtinktur.

Baldrian (Valeriana officinalis) beruhigt ungemein und schenkt uns tiefes und gutes Schlafen. – Katzen geraten allerdings außer Rand und Band.

Hopfen (Humulus lupulus) wirkt nicht nur hormonausgleichend, sondern auch beruhigend und schlaffördernd.

Lavendel (Lavandula angustifolia) duftet nicht nur wunderbar, sondern hilft uns auch, die vielen Gedanken und Sorgen des Tages zu vergessen, unseren Geist zu reinigen, und tief und erholsam zu schlafen.

Passionsblume (Passiflora incarnata) hat wunderschöne Blüten, und ihre Früchte sind uns als Maracuja bekannt. Die Wirkstoffe aus Blättern und Blüten wirken beruhigend, schlaffördernd und wunderbar nervenstärkend.
Nicht für Schwangere und Stillende geeignet, ihre Pflanzenteile sind in höherer Dosierung leicht giftig, für Erwachsene aber nicht schädlich.

Melissa (Melissa officinalis) wirkt beruhigend und ausgleichend.

Grüner-Hafer-Relaxtee

Bei Schlafstörungen für neue Lebenskraft und tiefen Schlaf

Getrockneter grüner Hafer

Für eine große Tasse 1 Esslöffel in einem Topf mit 250 ml kochendem Wasser übergießen. 15 Minuten auf kleiner Flamme köcheln lassen, abseihen und genießen.
* Über mehrere Wochen täglich 2 Tassen oder mehr trinken.

Gute-Nacht-Baldrian-Bad

Bei Schlaflosigkeit

1 Handvoll getrocknete Baldrianwurzel

Die Baldrianwurzeln in 1 Liter Wasser für 10 Minuten kochen. Dann den Absud zum Vollbad geben.
* Bei 38°C für 15 bis 20 Minuten baden.

Sanft & schnell

* **Avena sativa-Urtinktur** (Haferkraut, Ceres): 1- bis 3-mal täglich jeweils 2 bis 5 Tropfen oder 1-mal täglich vor dem Schlafengehen 3 bis 7 Tropfen pur oder in Wasser einnehmen.
Die Anwendung ist auch über einen längeren Zeitraum möglich.

* **Valeriana-Urtinktur** (Baldrian, Ceres): 1- bis 3-mal täglich jeweils 3 bis 5 Tropfen oder täglich vor dem Schlafengehen einmalig etwa 5 Tropfen pur oder in Wasser einnehmen. Vorsicht: Die Wirkdosis ist individuell sehr unterschiedlich. Wenn Sie das Gefühl einer Verschlechterung Ihrer Unruhe haben, deutlich weniger verwenden.

* **Lavandula-Urtinktur** (Lavendel, Ceres): Nach Bedarf 1- bis 3-mal täglich jeweils 2 bis 5 Tropfen pur oder in Wasser einnehmen. Eine längerfristige Einnahme ist möglich.

* **Passiflora-Urtinktur** (Passionsblume, Ceres): Nach Bedarf 2- bis 3-mal täglich jeweils 2 bis 5 Tropfen oder vor dem Schlafengehen 5 bis 10 Tropfen pur oder in Wasser einnehmen.

Baldrian-Nerventee

Bei nervösem Herzrasen und Herzklopfen, Schlafstörungen, Nervosität und Unruhe sowie allen Wechselbeschwerden

4 Teelöffel getrocknete Baldrianwurzel

1 Für zwei große Tassen (eine Tagesration) die Baldrianwurzel in 500 ml kaltem Wasser ansetzen und 12 Stunden stehen lassen.
2 Abseihen und für eine große Tasse die Hälfte des Suds leicht erwärmen, sofort trinken.
* 2 große Tassen (500 ml) pro Tag trinken. Abends den neuen Sud ansetzen.

Passionsblumentee

Bei Einschlafstörungen und Nervosität

Passionsblumenkraut

Für eine große Tasse 1 bis 2 Teelöffel des trockenen Krautes mit 250 ml kochendem Wasser übergießen. 10 Minuten ziehen lassen, abseihen und in kleinen Schlucken trinken. Schmeckt besonders köstlich vor dem Einschlafen.
* Wie bei allen stark wirksamen Heilkräutern sollte man nach sechs Wochen Daueranwendung eine Pause einlegen und vorübergehend einen anderen Tee mit ähnlicher Wirkung trinken.

Süße-Träume-Tee

Bei Schlafstörungen

2 Teile Baldrianwurzel * 1 Teil Lavendelblüten *
1 Teil Melissenblätter * 1 Teil Hopfenzapfen

Für 2 große Tassen 2 Esslöffel dieser Mischung mit 500 ml Wasser übergießen, das zuvor gekocht hat. 10 Minuten ziehen lassen, abseihen und genießen.
* Mehrmals pro Woche nach Bedarf 1 bis 2 Tassen zur Nacht trinken oder täglich über 4 bis 6 Wochen im Sinne einer Kur trinken, dann mindestens 4 Wochen Pause machen.

Naturidentische Hormonersatztherapie

Die richtige Beratung

In Mode gekommen sind viele selbst ernannte Hormonexperten, die Hormontestungen anbieten und dann sogenannte naturidentische Hormontherapie verordnen und oft auch gleich verkaufen, oder am Verkauf mitverdienen.

Dabei wird die Speichel-Hormontestung oft als viel aussagekräftiger angepriesen als die Testung im Blut. Die Idee ist einfach: Im Speichel lassen sich die wasserlöslichen freien Hormonfraktionen nachweisen, im Blut eher die fettlöslichen. Die Werte im Speichel sollen eher die Situation im Gewebe abbilden als die im Blut. Die Idee ist sehr spannend, die bisherigen Ergebnisse sind aber in keiner Weise ausreichend wissenschaftlich belegt. Das ist wichtig zu wissen. Nach meiner Erfahrung lässt sich leider weder über den Speichel noch über das Blut zu 100% sicher die Situation im Gewebe abbilden, sodass ich alle diese Testungen für weitgehend überflüssig halte. Ein Profi kann Ihre Beschwerden leicht alleine durch Zuhören zuordnen und Ihre hormonelle Situation analysieren. Damit ist leicht viel Geld gespart.

Maßgeschneiderte Therapie

Die Verordnung sogenannter naturidentischer oder auch Bio-Hormone ist ein spannendes Thema. Es ist heutzutage möglich, genau die Hormonbausteine, die unser Körper selbst bildet, zu synthetisieren und zur Therapie von Beschwerden einzusetzen. Im Fall des Gelbkörperhormons Progesteron ist dieser Baustein sogar pflanzlichen Ursprungs, er wird aus der Yamswurzel gewonnen, muss aber immer pharmazeutisch-chemisch verarbeitet werden, ehe er in Cremes oder Tabletten zur Anwendung kommen kann. Die Möglichkeit dieser Therapie mit körpereigenen Hormonbausteinen hat die Hormonersatztherapie revolutioniert. Es ist natürlich viel gesünder und natürlicher, Hormone zu verwenden, die den körpereigenen entsprechen, und nicht solche, die chemisch anders aufgebaut sind, aber in der Wirkung gleich.

Besser, wenn man das nicht braucht

Es handelt sich so oder so um eine Hormonersatztherapie. Hormone, die unser Körper selbst nicht mehr in ausreichender Menge bildet, werden von außen zugeführt und ersetzt. Das kann sehr hilfreich sein und schlimme Beschwerden endlich lindern oder heilen, was ein großer Segen ist. Aber es ist und bleibt eine Ersatztherapie. Besser, wir lernen, mit unserem »neuen« Körper in Balance zu leben. Und in diesem Metier wird viel, viel Geld verdient, das sollten wir nicht vergessen.

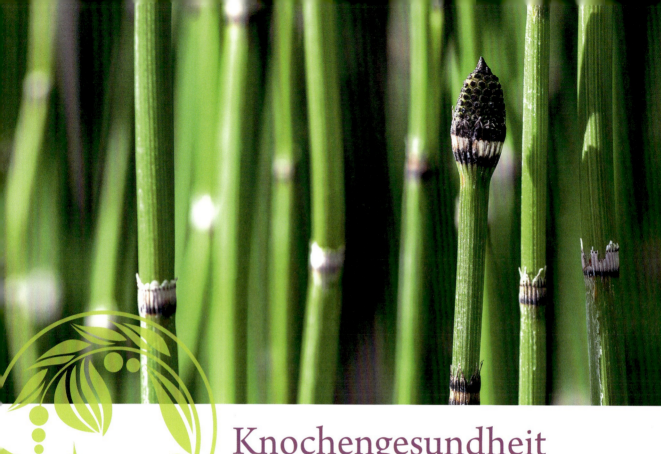

Knochengesundheit

Östrogene bauen nicht nur unsere Gebärmutterschleimhaut im Laufe unseres weiblichen Zyklus auf, sondern sind auch für den Aufbau aller Knochen mit zuständig. Hier ist Vorbeugung besonders wichtig, um bleibende Gesundheit zu ermöglichen.

Osteoporose und ihre Folgen wie verstärkte Frakturanfälligkeit der Knochen können sich in Knochenbrüchen nach Bagatellunfällen und sogar in Einbrüchen der Wirbelkörper ohne äußeren Anlass äußern. Ihren Status quo erfahren Sie über Knochendichtemessungen, am besten in einer radiologischen Praxis. Diese sollte je nach Ausgangssituation in regelmäßigen Abständen wiederholt werden.

Die Knochensubstanz besteht vor allem aus Calcium. Calciummangel in den Knochen und in der Folge eine größere Abbau- als Aufbauaktivität der Knochenzellen führt zu Osteoporose. Östrogene fördern die Aufbauaktivität, darum wird das Problem erst nach den Wechseljahren ein großes Thema für uns Frauen.

Pflanzenöstrogene zur Anregung des Knochenaufbaus

Aber die Östrogene sorgen nicht alleine für starke Knochen, und heutzutage ist es nicht mehr leitliniengemäß, alleine zur Vorbeugung gegen Osteoporose Östrogenpräparate zu verschreiben. Phytoöstrogene aus der Nahrung (siehe Seite 135) und Wildpflanzen sind also auch hier die beste Hilfe zur Selbsthilfe.

Regelmäßige Bewegung ist ganz wichtig für die Knochengesundheit, denn Knochen, an denen die Muskeln arbeiten, erfahren wichtige Aufbauimpulse. Wer rastet, der rostet, und als Nächstes entkalken die Knochen, könnte man sagen.

Bewusste Ernährung ist die beste Medizin

Eine calciumreiche Ernährung mit angereicherten Mineralwässern, Aprikosen, Feigen, Datteln, Rosinen und Nüssen, Brokkoli, Petersilie und Dill beugt Osteoporose vor. Auch Milch ist ein guter Lieferant, wird aber oft nicht gut vertragen. Ob Calcium aus Nahrungsergänzungsmittel ebenso gut verwertet werden kann wie das aus der Nahrung, ist nicht erwiesen. Eine hohe Phosphatzufuhr verschlechtert die Calciumresorption. Deshalb, neben vielen anderen Gründen, sollte man den Verzehr von phosphatreichen Lebensmitteln wie Schmelzkäse, Wurst- und Fleischwaren sowie von allem »Fastfood« unbedingt einschränken.

Auch Vitamin D ist für den Knochenaufbau sehr wichtig, und es wird eigentlich ausreichend in unserer Haut gebildet, wenn wir uns mehrmals wöchentlich für eine halbe Stunde im Freien aufhalten. Das gilt heutzutage aber leider wohl nicht mehr so wie früher, weil sich die UV-Strahlung der Sonne durch die Ozonschäden so verändert hat, dass unsere Haut sich mit der Vitamin-D-Bildung schwerer tut. Lassen Sie also Ihren Vitamin-D_3-Spiegel überprüfen und nehmen Sie, wenn nötig, dieses Vitamin zusätzlich ein.

Ein deutlich höheres Osteoporoserisiko hat, wer erblich belastet ist, geraucht hat, viel Kaffee trinkt und eher untergewichtig ist. Im Fettgewebe werden nämlich auch nach den Wechseljahren noch körpereigene Östrogene gebildet, so erklärt sich dieser Zusammenhang.

Übersäuerung – der Calciumkiller

Stress ist ein wichtiger Faktor in der Entstehung von Osteoporose, und er führt, neben einer fastfoodlastigen und ungesunden Ernährung, auch zur Übersäuerung unseres Organismus. Unser Körper reagiert auf diese unter anderem mit einer Calciumausscheidung aus den Knochen.

Aromatischer Gewürz-Basentee

Gegen Übersäuerung

1 Teil getrockneter Ingwer * 1 Teil Süßholzwurzel *
1 Teil Fenchel * etwas Zimt nach Geschmack

Für eine große Tasse 1 gehäuften Esslöffel dieser Mischung mit 250 ml Wasser übergießen, das zuvor gekocht hat. 10 Minuten ziehen lassen, abseihen und genießen.

* **Trinken Sie täglich 2 große Tassen (500 ml) dieses Wohlfühltees gegen Übersäuerung.**

Nicht in der Schwangerschaft, bei Diabetes, Bluthochdruck, Lebererkrankungen oder gleichzeitiger Einnahme anderer Hormone anwenden. Die Süßholzwurzel kann hier Neben- und Wechselwirkungen haben!

Guten Basentee gibt es auch fertig gemischt in Bioläden und Reformhäusern. Basenbäder und die Einnahme von Basenpulver können ebenso tolle Helfer sein. Kein Organ kann so großflächig und effektiv Heilstoffe aufnehmen, wie unsere Haut. Baden Sie regelmäßig mindestens 30 Minuten, gerne länger, in maximal 38 °C warmem Wasser, dem Basen-Badestoffe zugesetzt sind. Die Entschlackung und der Säure-Basen-Ausgleich sind phänomenal und spürbar.

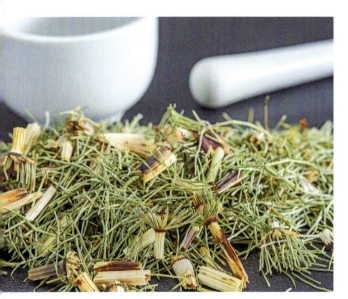

Ackerschachtelhalm ist reich an Kieselsäure und sorgt für gesunde und stabile Knochen.

Ackerschachtelhalm *(Equisetum arvense)* – Die Knochen-Wunderpflanzen aus dem Garten

Der Ackerschachtelhalm wächst wie ein Unkraut und ist schwer wieder loszuwerden. Die alten Gärtner sagten: »Was bei uns reichlich wächst, das brauchen wir.« Und tatsächlich enthält die Heilpflanze reichlich Kieselsäure und andere Mineralien. Schon die stabile, gerade Form lässt die Heilwirkung für den Knochenaufbau und alles Bindegewebe erahnen. Ackerschachtelhalm beugt Osteoporose vor und schenkt uns ein gesundes und festes Bindegewebe. Der Name Zinnkraut rührt übrigens daher, dass er früher auch zum Putzen von Besteck verwendet wurde.

Für Sammlerinnen: Sammeln Sie nur sorgfältig bestimmte Pflanzen, es gibt auch sehr giftige Schachtelhalm-Arten. Im Zweifelsfall greifen Sie lieber auch getrocknetes Kraut oder Präparate aus der Apotheke zurück.

Ackerschachtelhalm-Powerkur

Osteoporose-Prophylaxe

Bei dieser Kur wird abwechselnd an einem Tag Urtinktur, am anderen Tee eingenommen.

Equisetum arvense-Urtinktur, (Ackerschachtelhalm, Ceres): 2-mal täglich jeweils 5 Tropfen in einem halben Glas Wasser einnehmen.
Ackerschachtelhalm-Tee: Für den Tee 1 Esslöffel des getrockneten Krauts mit 250 ml kochendem Wasser übergießen und 30 Minuten ziehen lassen. Dann abseihen und täglich 1 bis 2 Tassen trinken.
* Diese Kur über 4 Wochen durchführen, dann 4 Wochen Pause machen. So ist eine Langzeitanwendung bedenkenlos möglich.

Sport für »Best Ager«

Regelmäßige körperliche Bewegung ist immens wichtig für unser Herz-Kreislauf-System, für ein stabiles Körpergewicht, für unser Wohlergehen – und auch für unsere Knochen.
Angebote für »50+«-Sport gibt es mittlerweile reichlich, fragen Sie in Schwimmbädern in der Nähe, bei der VHS und in Fitness-Centern. Es geht nicht nur um Ausdauer, sondern auch um gezieltes Muskeltraining, denn Knochen, an denen Muskeln »arbeiten« haben einen viel stärkeren Aufbauimpuls als die, deren umgebende Muskulatur kaum noch benutzt wird. Wichtig ist ein adäquates, optimal an unseren Körper und unsere Leistungsmöglichkeiten angepasstes Training. Gerade auch Wirbelsäulengymnastik ist sehr empfehlenswert. Eine starke Rückenmuskulatur hilft gegen die vielen Schmerzen, die unsere in die Jahre gekommene Wirbelsäule bereiten kann.

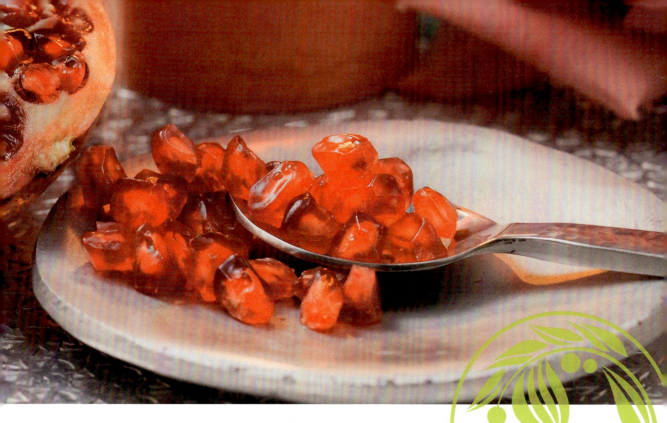

Sexualität ganz neu entdecken

Anregendes für die weibliche (Lebens-)Lust: Die Wandlungszeit gilt auch für »die schönste Sache der Welt«. Die Wechseljahre sind eine wunderbare Chance, Sexualität auch als Herzenssache zu erleben und damit die Körperlichkeit noch mehr zu genießen.

Sehr viele Frauen merken in den Jahren der hormonellen Umstellung, dass sich ihre sexuelle Lust verändert. Oft spüren wir es eher als Nachlassen unserer Libido. »Ich würde das nicht mehr brauchen. Aber meinem Mann zuliebe …«, ist ein Satz, den ich in der Praxis oft höre. Körperliche Veränderungen und Beschwerden wie trockene Schleimhäute und damit Schmerzen beim Geschlechtsverkehr und unwohlige Zustände aller Art sind ein Teil dieser »neuen Unlust«. Auch die Herausforderung, sich auf eine neue Lebenszeit einlassen zu müssen, gewissermaßen Abschied zu nehmen von einer Lebensphase, die durch die Möglichkeit körperlicher Fruchtbarkeit bestimmt war, trägt dazu bei.

Körperlust

Weibliche Lust ist in den vielen Jahren der körperlichen Fruchtbarkeit sehr stark hormonell gesteuert. Viele Frauen, die mit der Pille verhüten, wissen davon ein Lied zu singen: »Ich nehme die Pille, und seitdem ist mir alle Lust vergangen.« Wie von Sinnen sind wir aber um den Eisprung herum, es ist die Zeit der größten Lust auf sexuelle Begegnung.

Das ist evolutionär gesehen sinnvoll. In den Jahren der Fruchtbarkeit ist Sexualität eben nicht letztgültig von Fortpflanzung zu trennen, auch wenn unsere moderne Welt uns das vorgaukeln möchte. So ist es gewissermaßen auch vorprogrammiert, dass sich unser sexuelles Erleben und Wünschen mit den Wechseljahren verändert und verwandelt, so wie es unser ganzes Sein in diesen Jahren tut.
Für Männer gilt letztlich das Gleiche, nur sind ihre Wechseljahre nicht so klar biologisch definiert. Die Veränderungen sind für sie eher langsam, ohne große Sprünge und deshalb weniger stark wahrnehmbar. Das führt in diesen Lebensjahren manchmal zu einem vorübergehenden Auseinanderklaffen der Wünsche nach und Vorstellungen von »gutem Sex«.

Neue Lust – Herzenslust

Was nun ist weibliche Lust jenseits der Möglichkeit der körperlichen Fruchtbarkeit? Unendlich viel! Es stimmt in keiner Weise, dass mit den Wechseljahren unsere Libido verloren geht, weil wir sie nicht mehr »brauchen«. Viele Frauen erleben Sexualität sogar ganz neu und noch viel beglückender, wenn sich das ewige Drama um Verhütung erledigt hat und Gelassenheit und neues Selbstbewusstsein sich einstellen. Der Fokus des sexuellen Erlebens verschiebt sich von rein körperlicher Erregung hin zur »Herzenslust«. Das ist einzigartig, und einfach wundervoll. Wir erleben Lust mit ganzem Herzen und zugleich mit allen Sinnen. Das ist etwas, wovon jüngere Frauen oft nur träumen können. Sexuelle Erlebnisfähigkeit verliert sich nicht, sondern gebiert sich neu.
Alles Neue braucht seine Zeit, wir müssen gleichsam hineinwachsen in diese neue Liebeslust. Hilfreich ist die Möglichkeit zu guter Kommunikation. Je selbstverständlicher wir uns mit unserem Partner über unser Erleben, über vorübergehende Grenzen und neue Möglichkeiten austauschen können, desto mehr Verständnis und Unterstützung kann er uns entgegenbringen. Wenn das miteinander Sprechen über diese Themen unvertraut und vielleicht sogar unmöglich ist, hilft nur weibliche Klugheit. Wir können unserem Partner auch ohne Worten sagen, dass etwas für uns sehr Wichtiges geschieht, das seine Zeit braucht, und das ihm und unserem Miteinander nichts nimmt, sondern dieses bereichert und beschenkt. Nehmen Sie es als Chance, eine noch tiefere Ebene der Verbundenheit zu entwickeln und ihre Liebe wieder neu zu entdecken. Schöne und liebevoll geschriebene Bücher zu diesem Thema können uns auch helfen, uns selbst besser zu verstehen.

Unser sexuelles Erleben verschwindet nicht mit den Jahren – es verwandelt sich, wird emotionaler und tiefer.

Für hinderliche körperliche Beschwerden finden sich wunderbare Helfer aus dem Pflanzenreich. Und dann sind da noch die Liebeskräuter, Pflanzen, deren Inhalts- und Botenstoffe unsere Sinnlichkeit anregen und uns einladen, einzutauchen in das Land der Liebe.

Frauenkräuter für die Liebe

Bilsenkraut *(Hyoscyamus niger)* wirkt entspannend und berauscht unsere Sinne. Innerlich angewendet ist die Pflanze hoch giftig, nur Fertigöl verwenden!

Granatapfel *(Punica granatum)*: Das Pflanzenöstrogen wirkt auch über die Haut aufgenommen »verjüngend« auf die Vaginalschleimhaut.

Damiana *(Turnera diffusa)* stammt aus Mexiko und ist dort seit Langem als Sexualtonikum und Nervenstärkungsmittel bekannt.

Ginseng *(Panax ginseng)* stimuliert die Gehirnaktivität und Konzentration sowie die Lebens- und Liebeskraft. Als »Aufbaukur« während und nach der anstrengenden Zeit der Wandlung ideal.
Vorsicht: Wegen seiner leicht östrogenartigen Wirkung ist er nicht zur Dauereinnahme oder in der Schwangerschaft sowie bei Bluthochdruck geeignet.

Maca *(Lepidium meyenii)*: Der aus Südamerika stammende »Anden-Ginseng« findet zur körperlichen Leistungssteigerung, zur Verjüngung sowie zur Verbesserung des Konzentrationsvermögens Einsatz. Außerdem steigert er Lust und Potenz. Am einfachsten ist er als Fertigpräparat in der Apotheke erhältlich. Nicht in der Schwangerschaft anwenden!

Aromaöle für die Liebe

Unser Duftorgan ist direkt mit dem Zentrum unserer Gefühle im Gehirn, dem limbischen System, verbunden. Wohlriechende ätherische Öle sprechen all unsere Sinne direkt an. Verwenden Sie nur naturreine Öle in biologischer Qualität. Künstliche Aromen sind wenig wirkungsvoll und können Reizungen und Allergien hervorrufen.
Amberöl: Amber ist ein Ausscheidungsprodukt von Pottwalen und einer der wertvollsten und sinnlichsten Düfte der Natur. Aus dem Meer – für die Sinne.
Jasminöl: Die wunderschöne Blütenpflanze Jasmin gilt als Königin der Nacht. Ihr Duft betört die Sinne und uns mit. Wirkt anregend und aphrodisierend.
Moschusöl: Der Duftstoff aus den Keimdrüsen der Moschusochsen regt wie kein zweiter Sinnlichkeit und Liebeslust an. Betörend und einladend.
Muskatellersalbeiöl: Wirkt entspannend, ausgleichend, belebend und macht Glücksgefühle.
Rosenöl aus der Damaszener-Rose regt unsere Sinnlichkeit an. Die Rose verkörpert wie keine andere Pflanze die sinnliche Liebe, erst die sehr reife Blüte verströmt ihren betörenden Duft. Ein wunderschönes Bild für das Mysterium, das unser reif werdendes Frau-Sein bedeutet.
Sandelholzöl wirkt harmonisierend, beruhigend, zentrierend, verwöhnend, stresslindernd, nervenstärkend und nicht zuletzt aufgrund dieser reinigenden und stärkenden Komponente aphrodisierend.
Ylang-Ylang-Öl wirkt stimmungshebend, entspannend, beruhigend, besänftigend, ausgleichend, entkrampfend, erdend, verwöhnend, aphrodisierend und regt die Kreativität an. Ein sinnlicher Duft für zärtliche Stunden.

Das aphrodisierende Öl des zartblühenden Jasmins fördert die Entspannung und macht auch Männer munter.

Wohlfühlöle bei Trockenheit und Schmerzen im Intimbereich

Wir pflegen unsere Gesichtshaut, cremen und massieren unseren ganzen Körper – nur unseren Intimbereich sparen wir meistens aus. Gerade die empfind-

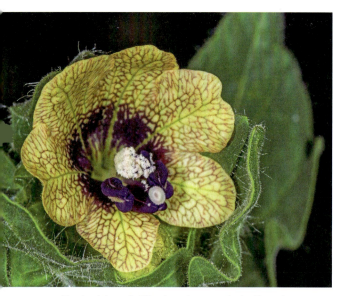

Das faszinierende Bilsenkraut kennen wir als »Hexenkraut«. Äußerlich angewendet, verzaubert es die Sinne.

same Haut und Schleimhaut im Intimbereich braucht aber, wenn die körpereigene Östrogenproduktion niedrig geworden ist, liebevolle und nährende Zuwendung. Sie können Ihre Vagina ebenso wie den äußeren Intimbereich pflegen und so alle Schleimhäute elastisch halten. Pflegen Sie sich regelmäßig mit Pflanzenölen, und Sie werden merken, das wirkt Wunder. Öle können auch als Gleithilfe für das Liebe-Machen Verwendung finden. Auch gibt es eine Vielzahl sehr guter nicht hormonhaltiger Produkte auf Milchsäurebasis auf dem Markt, die helfen, dass die Liebe eine reine Freude bleibt. Fragen Sie Ihre Frauenärztin oder lassen Sie sich in einer guten Apotheke beraten.

Sehr fein ist das Eincremen mit naturreinem Granatapfelöl. Der Granatapfel enthält reichliche Pflanzenöstrogene, die nicht nur eingenommen wohltuend sind, sondern auch über die Haut ausgleichend und verjüngend wirken: Haut und Schleimhaut werden wieder geschmeidiger.

Auch das Öl der Wildrose ist eine wunderbare Helferin, sagt man ihr doch nach, dass sie die Kanäle für die Liebe öffne. Sehr nährend und pflegend sind auch Weizenkeimöl oder Mandelöl. Egal, für welches Öl Sie sich entscheiden, wichtig ist, dass es keine künstlichen Aromen und Zusatzstoffe wie Konservierungsmittel enthält. Versuchen Sie zunächst an einer kleinen Stelle im Außenbereich, ob Sie das gewählte Öl gut und problemlos vertragen und es nicht zu Reizungen kommt.

Sinnliches Bad

Pflegt die Haut und macht Lust auf mehr

250 ml Sahne * 3 bis 4 Tropfen ätherisches Öl

Geben Sie Ihr Lieblings-Duftöl von Seite 151 in eine Tasse Sahne. In das maximal 38 °C heiße Badewasser geben und genießen, solange es Ihnen gut tut.
* **Nicht in der Schwangerschaft, und sicherheitshalber besser auch nicht bei psychischer Erkrankung und Instabilität anwenden.**

Genuss-pur-Öl

Massageöl für die schönsten Stunden

20 ml Bilsenkrautöl * 80 ml süßes Mandelöl *
einige Tropfen anregendes Aromaöl (siehe Seite 151)

Geben Sie in eine Grundlage aus Bilsenkrautöl (20 ml, Caelo) und süßem Mandelöl (80 ml) tropfenweise Aromaöle, die Ihre Sinne anregen. Ein herrliches Massageöl, ganz nach Ihrer persönlichen Vorliebe.
* **Achtung: Unbedingt für Kinder unerreichbar aufheben! Für herrliche Ganzkörpermassagen. Den Intimbereich, Gesicht und Brust dabei aussparen.**

»Liebesfeuer«–Tee

Aphrodisierend und erwärmend

30 g Damianablätter * 30 g Angelikawurzel * 30 g Beifußkraut * 10 g Rosmarin

Angelika, Beifuß und Rosmarin sind uns als heimische wärmespendende Pflanzen wohlbekannt. Sie regen die Feuerkraft an und schüren so, ebenso wie die Damiana, das Liebesfeuer.
Nehmen Sie 1 Esslöffel dieser Trockenmischung und übergießen Sie diese mit circa 500 ml kochendem Wasser. Fünf Minuten ziehen lassen, abseihen, auf Wunsch mit Honig süßen und in kleinen Schlucken genüsslich trinken.

* 1 bis 2 Tassen nach Bedarf für die schönsten Stunden trinken.

Ginseng – das asiatische Lebenselixier mit lustvoller Nebenwirkung

Ginseng stimuliert die Gehirnaktivität, verbessert Gedächtnisleistung und Konzentration und stärkt insgesamt die Lebens- und Liebeskraft. Gerade als Aufbaukur und nach anstrengenden und erschöpfenden Lebenszeiten immer eine gute Idee. Die traditionelle chinesische Medizin nutzt die vitalisierende Wurzel schon seit Jahrtausenden zur Stärkung und Heilung verschiedenster Beschwerden. Seit im 20. Jahrhundert die Wirkung wissenschaftlich nachgewiesen wurde, ist Ginseng auch in der klassischen Medizin geschätzt. Erhältlich als Fertigpräparat in Tee- oder Pulverform.
Vorsicht: Ginseng wirkt auch leicht östrogenartig und ist deshalb nicht zur Dauereinnahme geeignet. Ebenso wenig sollten Sie Ginseng verwenden in der Schwangerschaft oder bei Bluthochdruck.

Ginseng-Rosen-Tee

Für die Liebeskraft

2 g Ginsengwurzel * 5 getrocknete Rosenblüten in Bioqualität

Für eine große Tasse die zerkleinerte Wurzel und die Rosenblüten mit 250 ml kochend heißem Wasser übergießen. 5 bis 10 Minuten ziehen lassen, abseihen und genießen.

* Trinken Sie über einen Zeitraum von 6 bis 8 Wochen 2 Tassen täglich im Sinne einer Aufbaukur.

»Ultralowdose«-Hormonpräparate

Wenn nichts anschlägt, darf Hilfe auch Hormone heißen. Alle hormonhaltigen Präparate sind in Deutschland verschreibungspflichtig und sollten mit Bedacht gewählt und eingesetzt werden: So viel wie nötig, so wenig wie möglich.
Es gibt heutzutage sogenannte »Ultralowdose« (Ultraniedrig)-Präparate zur lokalen Anwendung, die wirklich nur sehr geringe Mengen an genau den Östrogenen enthalten, die unser Körper auch selbst bildet und die mit Milchsäure kombiniert sind. Diese helfen sehr schnell und merklich.

Tipp für den Frauenarzt-Besuch: Ihre Anwendung über einige Tage vor dem Frauenarztbesuch kann auch die nach der Menopause oft als unangenehmer empfundenen gynäkologischen Früherkennungsuntersuchungen erleichtern.

Beschwerden und natürliche Hilfe von A bis Z

Beschwerde	Pflanzen, die helfen	Rezepte im Buch
Akne	Kapuzinerkresse, Birke, Stiefmütterchen, Ringelblume	Kapuzinerkresse Dragees S. 43, Blüten-Hautklar-Tee S. 44
Ausbleibende Periode	Frauenmantel, Beifuß, Engelwurz	Unterstützungstee S. 59, Engelwurztinktur S. 60, Ansteigendes Rosmarin-Fußbad S. 60
Ausfluss	siehe Weißfluss	
Blasenentzündung	Bärentraube, Goldrute, Kamille, Kapuzinerkresse, Preiselbeere, Cranberry, Brennnessel, Ackerschachtelhalm	Teebar S. 119, Ackerschachtelhalmtee S. 119, Birken-Vollbad S. 119
Dehnungsstreifen	Efeu, Ackerschachtelhalm, Frauenmantel, Zitrusöle	Zitrus-Massageöl gegen Dehnungsstreifen S. 48, Efeu-Hautstärkungstee S. 49
Durchfall (prämenstruell)	Kurkuma, Kamille, Fenchel	Kurkuma-Drink »Bloody Mary« S. 90, Bauch-Massageöl S. 90
Eisenmangel	Brennnessel, Liebstöckel, Hagebutte, Holunder, Vitamin C, grüner Tee	Hagebutten-Holunder-Sud S. 82, Eisen-Smoothie S. 83, Matcha-Beeren-Smoothie S. 83
Endometriose	Schafgarbe, Goldrute, Ackerschachtelhalm, Frauenmantel, Melisse, Himbeerblätter, Gänsefingerkraut	Endometriose- und Zystentee S. 100, Schafgarben-Auflage S. 100
Fettige Kopfhaut	Brennnessel	Brennnessel-Haarwasser S. 45
Frieren (prämenstruell)	Frauenmantel, Schafgarbe	Hormonregulationstee S. 93
Fruchtbarkeit	Mönchspfeffer, Frauenmantel, Engelwurz, Beifuß, Himbeerblätter, Hopfen, Ruprechtskraut, Rose	Engelwurztee S. 111, Fruchtbarkeitstee S. 111, Granatapfelsaft S. 111, Hopfen-Rosen-Tee S. 112, Storchschnabeltee S. 113
Gewichtsschwankungen (prämenstruell)	siehe Wassereinlagerungen	
Haarausfall	Brennnessel	Brennnessel-Haarwasser S. 45; bei Ursache Eisenmangel siehe Eisenmangel
Hautreizung im Intimbereich	Lavendel, Ringelblume	Ringelblumen-Lavendel-Waschung S. 41
Heißhunger	Zimt	Tipp S. 47
Hitze (prämenstruell)	Frauenmantel, Schafgarbe	Hormonregulationstee S. 93
Hitzewallungen (Wechseljahre)	Traubensilberkerze, Hopfen, Granatapfel, Rotklee, Melisse, Salbei	»Fliegende Hitze«-Power-Tee S. 138, Linden-Erfrischungstee S. 138, Kalte Zitronen-Fußwickel S. 139
Kinderwunsch	siehe Fruchtbarkeit	
Knochengesundheit	Ackerschachtelhalm, Süßholzwurzel	Aromatischer Gewürz-Basentee S. 147, Ackerschachtelhalm-Powerkur
Kopfschmerzen (Stress, Anspannung)	Lavendel, Rose	Lavendelöl S. 74, »Seelenbalsam« Rosen-Ingwer-Tee S. 74
Kopfschmerzen (prämenstruell)	Frauenmantel, Schafgarbe, Kamille, Brennnessel	Ausgleichstee S. 57, Ansteigendes Senf-Fußbad
Lustlosigkeit (Sexualität)	ätherische Öle, Rose, Bilsenkraut, Damiana, Ginseng, Maca	Sinnliches Bad S. 152, Genuss-pur-Öl S. 152, »Liebesfeuer«-Tee S. 152, Ginseng-Rosen-Tee S. 153,
Menstruationsschmerzen	Frauenmantel, Gänsefingerkraut, Kamille, Melisse, Pfefferminze, Schafgarbe, Magnesium	Heiße Sieben S. 51, Kräuter-Ingwer-Tee S. 53, Gänsefingerkraut-Tinktur S. 53, Gänsefingerkraut-Umschlag S. 53, Mandel-Massageöl S. 53, Lavendelbad S. 54, Warmes Aroma-Fußbad S. 55, Heublumenkissen S. 55, Aromatischer Gewürz-Basentee S. 147

Beschwerde	Pflanzen, die helfen	Rezepte im Buch
Myome	Rosmarin, Schafgarbe, Brennnessel, Himbeerblätter, Hirtentäschel, Frauenmantel	Myom-Heiltee S. 99, Schafgarben-Auflage S. 100
Osteoporose	siehe Knochengesundheit	
Östrogendominanz	Mönchspfeffer, Yamswurzel, Schafgarbe, Frauenmantel, Borretsch	Harmonisierender Yamswurzel-Tee S. 132, Mein-Rhythmus-Tee S. 133
Pickel	siehe Akne	
Pillenschäden regulieren	Frauenmantel, Beifuß, Himbeerblätter, Engelwurz	Fruchtbarkeitstee S. 111
Schlafstörungen (Wechseljahre)	Frauenmantel, Traubensilberkerze, Hopfen, Granatapfel, Rotklee, Melisse, Schwarze Johannisbeere, Johanniskraut	Grüner-Hafer-Relaxtee S. 143, Baldrian-Nerven-Tee S. 144, Gute-Nacht-Baldrian-Bad S. 143, Passionsblumentee S. 144, Süße-Träume-Tee S. 144
Schmerzhafte Brüste (prämenstruell)	Frauenmantel, Schafgarbe, Brennnessel	Retterspitz-Umschlag S. 87, Balsamtee S. 87
Schmerzen beim Sex	Granatapfelöl, Wildrosenöl	Tipp S. 151 f.
Schwache Periode	Frauenmantel, Beifuß, Engelwurz	Unterstützungstee S. 59, Engelwurztinktur S. 60, Ansteigendes Rosmarin-Fußbad S. 60
Schweißausbrüche (Wechseljahre)	siehe Hitzewallungen	
Seltene Periode	Frauenmantel, Beifuß, Engelwurz	Unterstützungstee S. 59, Engelwurztinktur S. 60, Ansteigendes Rosmarin-Fußbad S. 60
Spätakne	Frauenmantel, Stiefmütterchen, Kornblume	Kornblumenwasser für die Schönheit S. 44, Hautklar-Tee für »große Mädchen« S. 45
Starke Periode	Frauenmantel, Schafgarbe, Hirtentäschel, Brennnessel	Blutstillender Heiltee S. 61, »Viel zu oft«-Tee S. 61, Blutstillender Frauentee S 78, Mein-Rhythmus-Tee S. 78, Tonisierendes Massageöl S. 79
Stimmungsschwankungen (prämenstruell)	Frauenmantel, Schafgarbe, Johanniskraut	Hormonregulations-Tee S. 93, Seelenheiltee S. 93, Johanniskraut-Tee S. 94
Stimmungsschwankungen (Wechseljahre)	Frauenmantel, Traubensilberkerze, Hopfen, Granatapfel, Rotklee, Melisse, Schwarze Johannisbeere, Johanniskraut	Heiltee für die Seele im Wandel S. 142, Wilde Möhre S. 143, Baldrian-Nerven-Tee S. 144, Grüner-Hafer-Relaxtee S. 143, Passionsblumentee S. 144
Stress	Rose, Ingwer	Lavendel, Rose Lavendelöl S. 74, »Seelenbalsam« Rosen-Ingwer-Tee S. 74, Duftendes Honig-Kokos-Bad S. 74
Träge Verdauung (prämenstruell)	Trockenfrüchte, Leinsamen, Flohsamen, Süßholzwurzel, Fenchel, Kümmel, Kamille	Anregender Bauchtee S. 90, Bauch-Massageöl S. 90, Himbeerblättertee S. 90
Übersäuerung	Süßholzwurzel	Aromatischer Gewürz-Basentee S. 147
Unreine Haut	Kapuzinerkresse, Birke, Stiefmütterchen, Ringelblume	Hautklar-Tee für »große Mädchen« S. 45
Vaginalinfekte	Frauenmantel, Schafgarbe, Ringelblume, Ackerschachtelhalm, Kamille, Teebaumöl, Lavendelöl, Majoranöl, Rosengeranie, Kapuzinerkresse	Ringelblumensitzbad S. 105, Ackerschachtelhalm-Sitzbad S. 106, Heilkräuter-Tampon S. 106, Entzündungstee S. 107, Frauen-gesund-Tee S. 107, Kapuzinerkresse-Pesto S. 107
Wassereinlagerungen (prämenstruell)	Brennnessel, Liebstöckel	Brennnessel-Liebstöckel-Tee S. 91
Weißfluss / Ausfluss	Frauenmantel, Weiße Taubnessel, Küchenschelle	Taubnesseltinktur S. 40, Frauenmantel-Taubnessel-Spülung S. 40, Frauenmantel-Taubnessel-Tee S. 40
Zellulite	Efeu, Ackerschachtelhalm, Frauenmantel	Efeu-Mandelmilch S. 49, Efeu-Hautstärkungstee S. 49
Zysten	Schafgarbe, Goldrute, Ackerschachtelhalm, Frauenmantel, Melisse, Himbeerblätter, Gänsefingerkraut	Endometriose- und Zystentee S. 100, Schafgarben-Auflage S. 100

Danksagung

Ich danke dem BLV-Verlag und insbesondere Frau Sonja Forster für die Idee zu diesem wunderbaren Projekt, für den Raum, der meinem ganz eigenen Konzept von Pflanzenarbeit geschenkt worden ist, und für die tolle und unermüdliche Unterstützung auf allen Ebenen.

Ich danke all den vielen, vielen Frauen, die ihre Lebens- und Gesundheitsgeschichten mit mir geteilt haben und die ich begleiten durfte und darf. Ich bin unendlich dankbar für die wundervolle Arbeit, die ich tun darf. Ich danke meinen Eltern für ihren bedingungslosen Glauben an mich, und für die große Unterstützung und Anteilnahme, die sie mir bis heute schenken.

Ich danke meiner Familie, insbesondere meiner Stieftochter Julia, die mich wie fast niemand gelehrt hat, was Leben heißt.

Meine große Dankbarkeit für unsere Tochter Lara-Sophie, die mir ein Geschenk des Lebens an sich selbst war und ist, wie es alle Kinder uns sind. Ich bin ihr auf allen ihren Wegen in großer, bedingungsloser Liebe verbunden.

Ich danke all den Menschen, die mir in meinem beruflichen Feld begegnet sind, und mich in so vielen Weisen unterstützt und inspiriert haben. Mein besonderer Dank gilt Kik van Walbeck und Nicole Heid, sowie all den wunderbaren Hebammen, mit denen ich arbeiten und von denen ich lernen durfte.

Ich danke Heike Gattnar, Feldenkrais-Lehrerin, Trainerin in Somatic Experiencing und Freundin in fast 25 Jahren, die mir so viele Wege gewiesen hat.

Und ich danke meiner Großmutter. Sie hat nie viel gesprochen, und ihr langes und in vielem schweres Leben klaglos und heiter, von tiefer Religiosität getragen, gelebt. Sie hat mir das große Vermächtnis meiner Ahninnen hinterlassen. So ist es für eine jede von uns. Manchmal brauchen wir eine Weile, manchmal lange, um das zu entdecken. Aber ein solches Vermächtnis tragen wir alle in uns.

Ringelblumensalbe

Nach meiner Großmutter Clara Maria Michel

50 g (etwa zwei Handvoll) frische Ringelblumenköpfe * eventuell einige frische Kamillen- oder Melissenblüten * 30 ml Olivenöl * 60 g Bienenwachs

Die Ringelblumenköpfe pflücken Sie idealerweise in der vollen Sonne um die Mittagszeit, wenn die Blüten vollständig geöffnet sind. Sie können auch einige Rosenblütenblätter hinzufügen.

1 Die Ringelblumenblüten in das Olivenöl geben, dabei darauf achten, dass alle Blüten untergetaucht sind. Diese Mischung auf dem Herd circa eine Stunde bei kleinster Stufe sanft köcheln lassen. Zwischendurch immer gut durchrühren.

2 Nach einer Stunde Kochzeit das Bienenwachs mit einschmelzen.

3 Das Ringelblumenöl abschließend durch ein sauberes Tuch abgießen und in kleine Schraubgläser füllen. Die Salbe muss im Kühlschrank aufbewahrt werden und ist dann einige Wochen haltbar.

Ringelblumensalbe hilft bei allen Verletzungen ohne offene Wunden wie Verstauchungen oder Prellungen.

Stichwortverzeichnis

Ackerschachtelhalm 17f., 48, 100, 104, 118, 148
Akne 42ff., 68, 85
Aloe vera 38
Alpen-Ginseng → Maca
Amerikanische Preiselbeere → Cranberry
Anis 31, 52
Anti-Aging 128f.
Anwendungsdauer 29
Arnika 19, 87
Ätherische Öle 18, 79, 105, 150
Auflagen 28
Ausbleibende Periode 58ff., 130
Auszeit 35, 65, 127

Baldrian 18, 143
Bärentraube 30, 117ff.
Beckenbodentraining 71f.
Beifuß 23, 30f., 59, 110
Berberitze 30
Birke 19f., 43, 48, 117
Bitterstoffe 18
Blasenentzündung 28, 102, 114ff., 131
Bockshornklee 31, 136
Borretsch 132f.
Brennnessel 60, 78, 82, 87, 91, 99, 117
Brustspannen 85ff., 130f.

Cranberry 118, 121
Damiana 150
Darreichungsformen 25ff.
Dehnungsstreifen 46ff.
Depressive Verstimmung 19, 37, 85, 92f., 137, 141ff.
Diaphragma 68

Echtes Eisenkraut 31
Efeu 20, 48
Eisenmangel 45, 61, 80ff.
Eisprung 21, 23, 34, 37, 60, 67ff., 84, 86, 109ff., 125, 130, 149
Endometriose 28, 95ff., 137
Engelwurz 59, 110
Entspannung 18, 35, 65ff., 73, 90ff., 112
Erfahrungsheilkunde 14, 17
Ernährung 35, 47, 51, 56, 75, 80f., 89, 121, 147
Erschöpfung 65, 143

Fenchel 52, 81f., 89
Fertigarzneimittel 25, 135
Fieber 29, 116
Flavonoide 18
Frauenmantel 19ff., 30f., 39, 48, 51, 59f., 77, 87, 92, 94, 99f., 104, 110, 131, 141

Frischpflanzenauszüge 27
Fruchtbarkeit 12, 21, 23, 68f., 97, 108ff., 149f.
Fußbäder 28, 54, 60, 116, 120

Gänsefingerkraut 19, 52
Ganzheitlichkeit 6f., 12f., 99
Gerbstoffe 19
Gesundheit 12ff., 35, 67, 72, 75, 96, 135
Gewichtszunahme 47, 68, 72, 85, 91f., 125, 128f., 131, 148
Ginseng 153
Gleichgewicht 29, 42, 64, 77, 89, 96, 101, 128, 130, 134
Goldrute 19, 100, 117f.
Granatapfel 19, 111, 136f., 152
Grundrezepte 26ff.
Gundelrebe 44

Haarausfall 45
Haferkraut 143
Hagebutte 82
Heiltees 26
Heißhunger 47
Heublume 55
Himbeerblätter 31, 99f., 110
Hirtentäschel 60, 77, 99
Hitzewallungen 125, 131, 134ff., 141
Holunder 19, 80, 82
Hopfen 18, 110, 112, 136, 143
Hormonelle Verhütung 36f., 51, 67, 69
Hygiene-Artikel 39

Ingwer 18, 52
Intimhygiene 38ff.
Intuitive Heilpflanzenkunde 13f.

Jasmin 79, 151
Johanniskraut 19, 92f., 142

Kamille 19, 52, 89, 104, 107, 117
Kapuzinerkresse 43, 107, 117, 121
Kardamom 52
Knochengesundheit 146ff.
Kopfschmerzen 56f., 74, 85
Koriander 30, 52
Kornblume 44
Küchenschelle 39, 41
Kümmel 89
Kurkuma 89

Lavendel 18, 41, 56, 74, 105, 143f.
Leinsamen 19f., 89, 136
Liebstöckel 30, 82, 91

Lindenblüten 138
Löwenzahn 18, 75, 81

Maca 151
Majoran 105
Melisse 18, 52, 100
Menstruationsschmerzen 22, 35, 50ff., 72, 97
Mitgefühl 11, 35
Mönchspfeffer 61, 88, 93, 110, 131f.
Muskatellersalbei 18, 151
Myome 14, 28, 72, 95ff., 115, 137
Myrrhe 31

Nachtkerze 132f.
Naturheilkunde 14, 17

Osteoporose 18, 129, 146ff.
Östrogendominanz 130ff.

Passionsblume 19, 31, 143
Periodenblutung 35, 39, 50, 58ff., 69, 76ff.
Periodenschmerzen 50ff.
Petersilie 30, 80, 82, 147
Pfefferminze 52
Pflanzenwirkstoffe 18ff.
Phytoöstrogene 19, 135ff., 146
Pille 23, 36ff., 51, 65, 68f., 92f., 97, 102, 113, 132, 142, 149
PMS 56f., 84ff.
Preiselbeere 118f., 121
Pubertät 34ff.

Rhythmus 21, 35, 37, 58, 60, 70, 77, 112, 133
Ringelblume 41, 43, 104, 156
Rose, wilde 18, 20, 67, 79, 110, 151f.
Rosengeranie 79, 105
Rosmarin 30, 48, 99
Rotklee 19, 30, 56, 136
Ruprechtskraut 110ff.

Salbei 18, 20, 31, 136
Schafgarbe 17f., 22, 28, 30f., 52, 60, 77, 87, 92, 94, 99f., 104, 131
Scheidenpilz 38, 101ff.
Schilddrüse 34, 45, 48, 58, 77, 97, 131
Schlafstörungen 18, 31, 57, 85, 94, 129, 130f., 137, 140ff.
Schmerzen 29, 87, 96, 115ff., 120, 148, 151
Schwangerschaft 29ff., 47, 102, 105f., 108ff., 115

Schwarze Johannisbeere 81, 131, 142
Schweißausbrüche 134ff.
Selbstheilungskraft 6, 14, 75, 98
Selbstliebe 46, 66f.
Selbstverwirklichung 11, 64, 70f.
Seltene Periode 58ff.
Sexualität 36f., 67ff., 72, 149ff.
Sitzbäder 27f., 101, 104ff.
Selbsthilfe 14, 104, 116
Soja 19, 30, 51, 136
Spätakne 44f.
Stiefmütterchen, wildes 19, 43
Stimmungsschwankungen 68, 85, 92ff., 140ff.
Stoffwechsel 18f., 48, 125, 128f., 131
Storchschnabel, stinkender → Ruprechtskraut
Stress 44, 58f., 74, 143, 147
Süßholz 89f.

Taubnessel 20, 39f.
Thymian 38, 82
Tinkturen 26
Traubensilberkerze 136f., 142
Traurigkeit 47, 56, 85, 92ff., 93
Trocknen (Kräuter) 25

Übersäuerung 51, 147
Unreine Haut 42ff., 56
Urtinkturen 27

Vaginalinfektionen 14, 21f., 101ff.
Vaginalspülung 40, 104, 106
Verhütung 36f., 68f.
– hormonelle 23, 36ff., 51, 65, 68f., 92f., 97, 102, 113, 132, 142, 149
– natürliche 69
Verwandlung 12, 34ff., 125f.

Wassereinlagerungen 19, 47, 85ff., 91, 130f.
Wechseljahre 96, 124ff.
Weiblichkeit 10ff., 46, 67, 70, 127
Wilde Möhre 143

Yamswurzel 30, 131f., 145

Zellulite 46ff.
Zinnkraut → Ackerschachtelhalm
Zu häufige Periode 76ff.
Zu starke Periode 76ff.
Zysten 28, 69, 95ff.

Adressen, die Ihnen weiterhelfen

Kräuter hautnah erleben
Eigenes Erfahren der im Buch vorgestellten Themen und Sichtweisen ist über meine FrauenInselTage möglich. Schauen Sie vorbei auf www.wege-zum-heilsein.de/kurse.html

Endometriose-Selbsthilfegruppen
www.endometriose-vereinigung.de

Frauengesundheitszentren in Ihrer Nähe
www.frauengesundheitszentren.de

Verzeichnis naturheilkundlich arbeitender Gynäkologen
www. natum.de

Umfangreiche Informationen zu Frauenheilkunde
www.frauenaerzte-im-netz.de

Sexualität und Verhütung
www.profamilia.de

Herstellung von Heilpflanzenprodukten und pflanzlichen Arzneimitteln
www.salus.de; www.herbaria.com

Dr. Günter Fleischmann; Kurapotheke Bad Aibling
Bahnhofstraße 8; 83043 Bad Aibling
Tel.: 0 80 61/23 04
www.kur-apotheke-bad-aibling.de
(Hier finden Sie auch eine Auswahl von Hunderten von Pflanzendrogen, homöopathischen Urtinkturen, handgefertigten Dilutionen und Globuli, Kräutern, Tees, Ölen und Aromaölen.)

Heilkräuter-Bestellung
Wilhelm Lindig Kräuterparadies
Blumenstraße 15; 80331 München
Tel.: 0 89/26 57 26
www. phytofit.de

Online-Shop der Bahnhof-Apotheke Kempten
www.bahnhof-apotheke.de

Weiterführende Literatur

Heilpflanzen
Bühring, Ursel: Alles über Heilpflanzen. Erkennen, anwenden und gesund bleiben, Ulmer, 2014
Hirsch, Siegrid; Grünberger, Felix: Die Kräuter in meinem Garten, Freya, 2014
Kremer, Bruno: Wildkräuter & Heilpflanzen. Der kleine BLV Führer für unterwegs, BLV, 2015
Madejski, Margret: Lexikon der Frauenkräuter. Inhaltsstoffe, Wirkungen, Signaturen und Anwendungen, AT, 2008
Pilaske, Rita: Die sanfte Natur-Apotheke. 100 Soforthelfer für die Gesundheit, BLV 2015
Rosenberg, Kerstin/Nagersheth, Kalyani/Küthe Albrecht, Andrea: Ayurveda mit heimischen Pflanzen. Rezepte und Anwendungen für Gesundheit und Energie, BLV 2015
Spiegel, Peter: Das BLV Heilkräuter-Buch. Gesundheit aus der Natur, BLV 2013

Urtinkturen
Kalbermatten, Roger und Hildegard: Pflanzliche Urtinkturen. Wesen und Anwendung, AT, 2011

Fitness & Wohlbefinden
Enders, Giulia: Darm mit Charme: Alles über ein unterschätztes Organ, Ullstein 2014
Oellerich, Heike/Wessels, Miriam: Soforthilfe Beckenboden. Beschwerden lindern durch gezielte Übungen, BLV, 2014

Schwangerschaft
Falch, Beatrix: Kompendium »Phytotherapie in Schwangerschaft, Geburt und Wochenbett«, Bezug über die Autorin www.phytocura.ch
Wirtz, Simone/Geiser Morelato, Irma: Hebammen-Wissen ganz natürlich. Alles über Schwangerschaft, Geburt und die Zeit danach, BLV 2015

Liebe & Verhütung
Cantieni, Benita: Tiger-Feeling: Das perfekte Beckenbodentraining für Sie und Ihn, Südwest-Verlag 2012
Clement, Ulrich: Guter Sex trotz Liebe. Wege aus der verkehrsberuhigten Zone, Ullstein, 2015
Lang-Reeves, Irene: Beckenboden. Sexualität mit Leib und Seele. Mit aktivem Beckenboden zu einer neuen Erotik, Diana-Verlag 2011
Struck, Dorothee: Verhütung ohne Hormone – Alternativen zu Pille & Co., Stadelmann 2015
Zurhorst, Eva-Maria: Soul Sex. Die körperliche Liebe neu entdecken, Arkana 2014

Pubertät & Wechseljahre
Becket, Julia (Hrsg.): Rubinrote Zeit – Beginn der Menstruation. »Erinnerst du dich ...« Frauen im Alter von 19 bis 90 erzählen, Diametric 2007
Riedel, Ingrid: Die gewandelte Frau. Vom Geheimnis der zweiten Lebenshälfte, Herder 2000

Bildnachweis

Aleshyn_Andrei – shutterstock: 126; Andreas Saldavs – shutterstock: 129; Antonova Anna – shutterstock: 49; areeya_ann – Fotolia: 36; artpritsadee – shutterstock: 83; cappi thompson – shutterstock: 19; Dan Lee – shutterstock: 46; Dave Barnard – shutterstock: 84; David Pereiras – shutterstock: 71; Diane Webb – Fotolia: 130; Ditty_about_summer – shutterstock: 73; Drozdowski – shutterstock: 81; Engelsing: 15; Erik Wollo – shutterstock: 1, 108; Flora Press/BIOSPHOTO/Bruno Mathieu: 111; Floydine – Fotolia: 4r, 16; Gajus – Fotolia: 30; Gayvoronskaya_Yana – shutterstock: 24; Grigorii Pisotsckii – shutterstock: 23; Gucio_ 55 – Fotolia: 2/3; Gucio_55 – shutterstock: 44; Gudrun – Fotolia: 54; Heike Rau – shutterstock: 120; HHelene – shutterstock: 52; hjochen – shutterstock: 148, 152; Jd-photodesign – Fotolia: 127; Jessmine – shutterstock: 62/63; Kathleen Rekowski – Fotolia: 31; Kati Molin – shutterstock: 45, 67; Losangela/Fotolia: 93; Mana Photo – shutterstock: 70; marekuliasz – shutterstock: 103; MarkMirror – shutterstock: 7; Matthijs Wetterauw – shutterstock: 5r, 20; Mauritius images/age: 66; Mauritius images/Alamy: 22, 78, 94, 122/123, 124, 138, 151; Mauritius images/Blickwinkel: 32/33, 76; Mauritius images/Brigitte Protzel: 139; Mauritius images/CuboImages: 117; Mauritius images/emotive images: 41; Mauritius images/flowerphotos: 4l, 21, 56, 105, 121, 132, 136; Mauritius images/Foodanddrinkphotos: 119; Mauritius images/foodcollection: 74, 149; Mauritius images/Garden World Images: 58; Mauritius images/imageBROKER/Bernd Zoller: 40; Mauritius images/imageBROKER/Christian Hütter: 99; Mauritius images/imageBROKER/Guenter Fischer: 113; Mauritius images/imageBROKER/Ingo Schulz: 55; Mauritius images/Pierre Bourrier: 28; Mauritius images/Westend 61: 26; Mtsaride – shutterstock: 146; mum62 – shutterstock: 10; Only background – shutterstock: 114; originalpunkt – shutterstock: 8/9; Pavel Vakhrushev – shutterstock: 82; petratrollgrafik – shutterstock: 18; Rajesh Pattabiraman – shutterstock: 101; Rangizzz – Fotolia: 50; ravl – shutterstock: 134; Remco Ahne – shutterstock: 90; Roman Bodnarchuk – shutterstock: 64; Roxana – Fotolia: 95; Schmettler, Christa: 15; Smit – shutterstock: 42; solominviktor – shutterstock: 36; Soru Epotok – Fotolia: 80; StockFood / Brooks, Erin: 106; StockFood / Foodcollection: 75; StockFood / Thiemann, Niklas: 88; Stokkete – shutterstock: 34; Sunanta Suwanphen – shutterstock: 14; Testbild – shutterstock: 57; tony mills – shutterstock: 5l, 140; Thomas Wunsch: 159; Valentyn Volkov – shutterstock: 112; Vicky SP – shutterstock: 40; zi3000 – shutterstock: 29

Über die Autorin

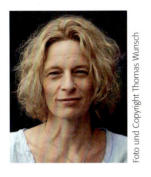

Foto und Copyright Thomas Wunsch

Die Verbindung der Möglichkeiten sowohl der traditionellen Medizin als auch der Naturheilkunde ist der Schwerpunkt des Arbeitens von Dr. Anja Maria Engelsing. Sie ist seit mehr als 20 Jahren als Fachärztin für Frauenheilkunde und Geburtshilfe mit den Schwerpunkten Homöopathie und Naturheilverfahren, insbesondere Heilpflanzenkunde, tätig und in Bad Feilnbach nahe München mit eigener Praxis niedergelassen. Ihr sehr fundiertes Wissen um die Gesetze der Seele, und speziell auch zur Folgenschwere von Traumatisierung aller Art, haben Achtsamkeit und Mitgefühl zur zentralen Haltung ihres Arbeitens gemacht. Die Heilwirkung vor allem heimischer Pflanzen entspricht mit ihren vielfältigen Möglichkeiten, die Eigenregulation anzuregen und damit wirkliche Heilung zu ermöglichen, anstatt »von außen« gesund »machen« zu wollen, ihrer tief empfundenen Überzeugung, dass es viele Wege zum Heilsein gibt, und jede Frau den für sich richtigen selbst entdecken kann.

Mehr unter: www.wege-zum-heilsein.de

Impressum

Bibliografische Information der Deutschen Nationalbibliothek
Die Deutsche Nationalbibliothek verzeichnet diese Publikation in der Deutschen Nationalbibliografie; detaillierte bibliografische Daten sind im Internet über http://dnb.d-nb.de abrufbar.

BLV Buchverlag GmbH & Co. KG
80636 München

© 2015 BLV Buchverlag GmbH & Co. KG, München

Das Werk einschließlich aller seiner Teile ist urheberrechtlich geschützt. Jede Verwertung außerhalb der engen Grenzen des Urheberrechtsgesetzes ist ohne Zustimmung des Verlags unzulässig und strafbar. Das gilt insbesondere für Vervielfältigungen, Übersetzungen, Mikroverfilmungen und die Einspeicherung und Verarbeitung in elektronischen Systemen.

www.facebook.com/blvVerlag

Grafik S. 68: Angelika Brauner
Schmuckgrafik: alexilly – Fotolia

Umschlagfotos:
Vorderseite: Westend61 – Arco Images GmbH
Rückseite: Floydine – Fotolia (links); mum62 – shutterstock (Mitte); Erik Wollo – shutterstock (rechts)

Lektorat: Sonja Forster
Herstellung: Ruth Bost
Layoutkonzept Innenteil: griesbeckdesign, München
Satz: Uhl+Massopust, Aalen

Gedruckt auf chlorfrei gebleichtem Papier

Printed in Germany
ISBN 978-3-8354-1414-3

Hinweis
Das vorliegende Buch wurde sorgfältig erarbeitet. Dennoch erfolgen alle Angaben ohne Gewähr. Weder Autorin noch Verlag können für eventuelle Nachteile oder Schäden, die aus den im Buch vorgestellten Informationen resultieren, eine Haftung übernehmen.

Gesundheit und Energie durch Pflanzenkraft

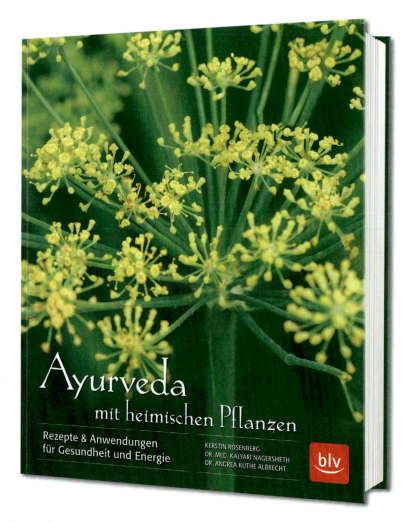

Kerstin Rosenberg/Kalyani Nagersheth/Andrea Küthe Albrecht
Ayurveda mit heimischen Pflanzen
Das erste Praxisbuch: heimische Kräuter und Gewürze nach den Prinzipien des Ayurveda nutzen. Ayurvedische Anwendungen und Rezepte, gegliedert nach Beschwerden von A – Z. Porträts heimischer Pflanzen aus ayurvedischer Sicht. Grundlagen des ayurvedischen Heilwissens.
ISBN 978-3-8354-1384-9

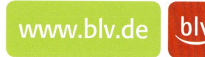